主编
Barbara J. Bowers

翻译
肖惠敏

主审
余小萍

老年人

健康促进手册

照顾者指南

Support
for Older People

A Manual for Promoting Health

Caregiver Guide

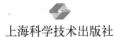

上海科学技术出版社

图书在版编目(CIP)数据

老年人健康促进手册：照顾者指南 /（美）芭芭拉
·鲍尔斯（Barbara J. Bowers）主编；肖惠敏翻译. —
上海：上海科学技术出版社，2018.1（2018.6 重印）
ISBN 978-7-5478-3780-1

Ⅰ.①老…　Ⅱ.①芭…　②肖…　Ⅲ.①老年人—保健
—手册　Ⅳ.①R161.7-62

中国版本图书馆CIP数据核字 (2017) 第266962号

老年人健康促进手册：照顾者指南

主编　Barbara J. Bowers
翻译　肖惠敏
主审　余小萍

上海世纪出版(集团)有限公司
上海科学技术出版社 出版、发行
(上海钦州南路71号　邮政编码200235　www.sstp.cn)
浙江新华印刷技术有限公司印刷
开本　700×1000　1/16　印张　11
字数　170千字
2018年1月第1版　2018年6月第2次印刷
ISBN 978-7-5478-3780-1 / R · 1499
定价：38.00元

本书如有缺页、错装或坏损等严重质量问题，请向工厂联系调换

编译名单

编者

Barbara J. Bowers, PhD, RN
University of Wisconsin-Madison, School of Nursing, Madison, WI

Kimberly Nolet, MS
University of Wisconsin-Madison, School of Nursing, Madison, WI

Ruth Webber, PhD
Australian Catholic University, Quality of Life and Social Justice Research Center, Melbourne, Australia

Christine Bigby, PhD
LaTrobe University, Department of Social Work and Social Policy, Melbourne, Australia

Eleanore Stumm, MS, NP
University of Wisconsin Medical Foundation, Madison, WI

翻译

肖惠敏　博士，教授，福建医科大学护理学院

主审

余小萍　上海交通大学医学院附属瑞金医院

设计（策划）

Erin Curran, Stephanie Bakula　**University of Wisconsin-Madison**

特别致谢

Fiona Sparrow　Australian Catholic University, Melbourne, Australia

林　雁	福建医科大学护理学院
陈　英	福建医科大学护理学院
兰秀燕	福建医科大学护理学院
王　琳	上海交通大学医学院护理学院
朱　圆	上海交通大学医学院附属瑞金医院
顾　颖	上海交通大学医学院附属瑞金医院
徐　英	上海市金山区众仁老年护理医院

作者简介

Barbara Bowers

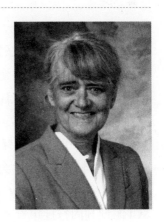

美国注册护士、澳大利亚注册护士、美国加州大学社会学博士，教授，博士生导师，主要研究领域为老年护理、长期照护。现任美国威斯康星大学麦迪逊分校护理学院副院长，老年研究与教育中心主任，临床转化研究所教育与社区学术团体主任，兼任 *The Gerontologist* 等 4 本期刊副主编、*Journal of the American Geriatrics Society* 等 15 本期刊同行评审专家。主持、参与各级各类科研课题 62 项，获得各类成果及荣誉 8 项。在国际高质量期刊上发表学术论文 88 篇，政策性研究报告 21 篇，撰写著作 19 部。

译者简介

肖惠敏

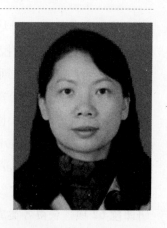

香港理工大学博士，访美学者，教授，硕士研究生导师，主要研究领域为老年护理、姑息护理、护理教育。现任福建医科大学护理学院人文护理学教研室主任，兼任中华护理学会护理教育专业委员会委员兼秘书、福建省护理学会副秘书长、福建省护理学会教育专业委员会副主任委员、福建省女科技工作者协会理事、福建省老年学学会理事；兼任 *Journal of Advanced Nursing* 等 4 种 SCI 源期刊同行评审专家，《中华护理教育》等 6 种国内期刊编委。近年来，主持、参与各级各类科研课题项目 14 项，其中主持国家自然科学基金 1 项；获得教学与科研成果奖 11 项。在国内外学术期刊上发表论文 46 篇，其中 SCI 源期刊论文 8 篇。担任 7 部著作副主编，其中 4 部为国家卫生和计划生育委员会护理专业全国规划教材；参编 11 部；翻译外文著作 2 部。

主审简介

余小萍

主任护师，上海交通大学医学院附属瑞金医院老年科护士长。上海市护理学会老年护理专业委员会副主任委员，上海医疗事故技术鉴定专家，上海市人力资源社区养老护理员培训项目计划兼咨询员及评审员，负责参与上海市社保局养老护理职业能力开发项目研究，上海市科协老年护理专委会委员，上海市交通大学老年信息技术研究所理事会理事。毕业于上海第二军医大学护理系本科。曾赴中国香港、中国台湾、新加坡护士训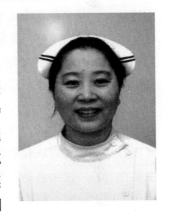练班及管理班培训学习，获上海交通大学瑞金 MBA 首届高级研修班证书。

在瑞金医院长期从事临床护理、护理管理、老年护理工作近 40 年。对老年护理和管理有较深的研究，作为项目负责人，承担上海市科学技术委员会、卫生和计划生育委员会、干部保健局、医疗保险局、上海交通大学医学院、HOPE 基金会、院级护理课题 20 余项；获首届上海市护理质控中心护理工作改进成果奖、上海市护理学会科技进步二等奖等；发表论文 40 余篇，其中核心期刊第一作者和通讯作者 20 余篇。作为项目负责人主办国家级和市级继续教育学习班 10 余期；承担上海交通大学医学院、护理学会以及社区多个项目的培训与带教；多次参加国际、国内护理学术交流，并作大会发言。主编的医学专著有《老年护理保健》《老年护理保健手册》《老年科护理基本知识与技能1000 问》《慢性阻塞性肺疾病健康指导》和《老年护理》，参编专著多部。

序 一

当前我国人口老龄化程度逐步加快，养老成为一大难题。而老年人由于生理功能老化和各种疾病的影响，日常生活自理能力下降，逐渐失能，其家庭成员遵从老年人个人意愿，作为主要照顾者，在长期照料过程中，扮演非专业护理者的角色，通常体验到"持久的压力和无奈"。因此，承受着护理负担的家庭照顾者日趋增多。而长期的护理负担会给照顾者的生理、心理、社会和经济方面带来严重影响，甚至降低照顾者和被照顾者的生活质量。

我国尽管在老年人照顾方面的探索和研究逐渐增加，然而至今仍缺乏系统介绍老年人疾病和症状的认知、沟通、管理等方面的著作。本书的两位主要作者，一位来自墨尔本澳大利亚天主教大学，另一位来自美国威斯康星大学麦迪逊分校，两人都注意到，家庭照顾者和养老机构护理人员往往无法识别疾病的早期征兆，他们通常无法准确认识自然老化过程对疾病症状的影响。这是由于人们对衰老过程的理解和对潜在的干预措施的认识普遍匮乏，而这些干预措施可以缓解症状、控制病情或改善生活质量，避免延误治疗，减轻照顾者的负担。来自福建医科大学护理学院的肖惠敏老师在访学期间有幸阅读到了这些研究资料，结合我国的国情及背景文化，花费了大量时间和精力对这些资料进行了翻译与修订，为广大的中国老年人照顾者提供了资源和帮助。该书出版，还得到了上海交通大学医学院附属瑞金医院老年护理专家余小萍老师及其团队的大力支持。

本书内容突出前沿性和实用性的特点，全面系统地介绍了老化的正常改变，如何建立成功的合作伙伴关系，倡导老年人参与决策，临终照护方法，老年人常见症状的认识、沟通与管理，常见疾病的认识与管理，以及更多可获得的资源分享，为老年人照顾者们提供了疾病预防和检测标准，照顾者可以记录常见症状可能的原因以帮助保健医生做出准确的诊断，从而改善老年人的生活质量。

本书充分体现了作者丰富的理论知识和临床研究成果。作者真诚地将健康保健知识、疾病管理知识以及丰富的资源奉献给广大寻求健康支持的老年人和老年人照顾者，为中国老年人及其照顾者提供指引，帮助照顾者更有效地支持老年人，更准确地判断何时需要医疗处理，更全面地收集医生或其他医务人员所需要的信息，以期有助于更好地提高老年人的生活质量。

翁素贞

上海护理学会理事长

2017 年 6 月

序 二

　　随着医疗卫生事业的发展和人民生活水平的提高，人类平均寿命普遍延长，老龄化成为许多国家的共同趋势。老年人由于机体老化，某些生理功能丧失，健康出现问题，但老年人发生的许多变化是正常老化过程中的一部分，而非疾病。

　　本书是老年人照顾者的指导手册，内容全面，始终贯穿"科学、实用"的原则，通俗易懂、深入浅出地让广大老年人及老年人照顾者全面认识老化的正常变化，普及有关老年人健康问题、常见症状和疾病的认知与管理知识，并提供了简明实用的信息收集表，共享了丰富的可获得的资源与信息，以便老年人和老年人照顾者结合实际情况，根据自身的需要，获取更多的知识与信息。本书在附录中补充了急诊就医流程、化验检查的准备以及老年人常用辅助工具，旨在帮助理解老年人的常见问题，并为他们寻找帮助提供支持，从而改善老年人的生活质量。

　　本书不仅适用于存在认知障碍的老年人群的照顾者，也适用于普通老年人群照顾者；不仅适用于养老机构的照顾者，也适用于居家老年人的照顾者。期望本书能够为老年人及其照顾者，养老机构的保健医生、护理人员及照顾者提供借鉴和参考，并学会运用本书所提供的方法提高照顾水平，寻找正确的资源帮助老年人解决问题，更好地支持老年人。本书可帮助老年人全面观察疾病的症状，准确区分病情变化与正常老化之间的区别，及时就医，避免延误病情；为诊疗医生全面收集所需要的信息内容，协助他们做出正确的诊断并及时治疗疾病；为养老机构护理人员提供更多采集相关信息的收集表，以及可获得的更多资源分享，为老年人提供更优质的晚年生活。

愿《老年人健康促进手册：照顾者指南》一书能促进老年朋友生活质量的改善和生命价值的提升，并祝所有老年人健康、快乐、长寿！

余小萍

2017 年 6 月于上海

译者前言

人口老龄化是当今全世界面临的共同问题。我国于 1999 年步入老龄社会，目前已成为世界上老年人口数量最多、老龄化发展速度最快的国家之一。截至 2016 年底，我国老年人口数量已超过 2.3 亿，占总人口的 16.7%。据世界卫生组织预测，到 21 世纪中叶，我国老年人口将占 35%，达 4.87 亿。"银发潮"的到来，势必伴随着各种问题，其中老年人的照护问题凸显。老年人往往面临着基础疾病增多、身体活动能力下降、认知和心理障碍等多重问题。因此，如何帮助老人有质量地生活、如何更好地照顾他们，是近年来老年照护领域关注的热点之一。

作为老年照护领域的一名教育者和研究者，在实践过程中，我发现不论是机构养老还是社区居家养老，老年人未得到良好照护的主要原因之一是照顾者（养老护理工作者、子女、老伴等）对老年人的身心改变不了解，他们所具备的老年照护的理论知识和实践技能尚欠缺。如何帮助老年人照顾者提升照护知识水平和实践技能？如何让非专业的照顾者们在照护过程中得心应手？一本易学易懂、操作性强、适合不同层次的照顾者学习的参考书，将对问题的解决有一定的帮助。

2014 年，我前往威斯康星大学麦迪逊分校护理学院访学，进行为期一年的老年人长期照护的研修。期间，我有幸阅读到了《老年人健康促进手册》（照顾者指南版与管理者指南版），并被它所深深吸引。该书是来自美国和澳大利亚的立足于老年照护前沿领域的护理学者和社会学专家的共同心血和结晶。全书以老年医学全人管理的理念为指导，介绍了老化的正常变化、老年人常见症状及疾病的识别与管理等。该书具有以下几个特点：① 语言通俗易懂，生涩的专业术语少，便于读者清晰准确地理解要点，尤其适用于未接受过专业培训的照顾者。② 提供了独特的信息收集表，可直接用于收集和记录老年人的情况，以便为医生提供有用的信息。③ 提供了丰富的资源，在章或节末附有相关链接，读者可以根据自身的需求，获取更多的信息。

正所谓"他山之石，可以攻玉"，鉴于本书的上述特点，我决定将其译为中文，为中国老年人照顾者提供指引，以期提高老年人的生活质量。但考虑到我国文化背景的独特性，也为了更加有效、广泛地使用该手册，在征得原作者同意后，我在翻译原文的基础上进行了修改，在原著作中增加了中文资源信息，以方便中国读者获得更多的资源。

本书不仅适用于培训从事老年护理工作的人员，还适用于老年人的子女、配偶以及老年人本身，相信本书能有助于他们。本书在翻译与修改的过程中，得到了威斯康星大学老年教育与研究中心和福建医科大学护理学院的各位专家、学者的诸多关心和帮助，在此表示衷心的感谢！同时有幸邀请到上海交通大学医学院附属瑞金医院老年护理专家余小萍老师作为本书的主审，对本书进行文化调适，在附录中增加了急诊就医流程、化验检查的准备及老年人常用辅助工具，并在每章增设了导读，以便读者迅速查阅每章的内容，在此深表谢意！特别感谢在威斯康星大学访学的同窗——上海交通大学医学院的王琳老师，她无私的帮助促成了本书的早日出版。

由于译者水平所限，不妥之处在所难免，恳请广大读者谅察并惠予指正，以期日臻完善。

谨将本书献给所有的中国老年人和老年人照顾者！希望老年人能享受到更优质的养老服务，能健康长寿，能快乐地生活、优雅地老去。

肖惠敏

2017 年 6 月 20 日于福建

前　言

　　关于衰老，有一个普遍的谬论：衰老与衰退密不可分。人们往往认为，不适、疼痛和功能丧失是长寿必须付出的代价。这个谬论荼毒至深，以至于我们和亲人都承受了许多不必要的痛苦。

　　事实上，一些老年疾病是可以控制、治疗，甚至可逆的。通常情况下，老年人的健康问题的确比年轻人多一些，但若能及时发现并同医护人员探讨，许多问题是可以治疗、管理和解决的。遗憾的是，老年人和照顾者对一些变化，如听力丧失、关节疼痛、视野受损等往往只字不提，因为他们认为这些都是无法改变的。这种缄默不谈就抹杀了治疗可能带来的益处，导致他们遭受无谓的痛苦、残疾，使其生活质量下降，甚至死亡率增加。

　　当然，这并非他们的本愿。这是由于人们普遍缺乏对衰老过程的理解，缺乏对缓解症状、控制疾病或提高生活质量的干预措施的认识，这也正是撰写本书的灵感来源。笔者对终身残疾的老年人做了追踪研究。他们发现，家属和有偿照顾者们往往不能发现疾病的早期征兆，他们都将老年人新出现的变化归因于老化。不可否认，人们的身体状况的确会随着年龄的变化而变化。但很明显，许多老年人和他们的照顾者（包括正式或非正式）往往不能准确地识别这些变化是自然衰老过程还是疾病症状。因此笔者决定编写一本旨在帮助老年人照顾者识别可干预症状与疾病的图书，来提高他们的生活质量，避免延误治疗并减轻照顾者的负担。

前 言

本书罗列了常见的老化状况，并提供了照顾者如何帮助老年人适应这些变化的信息，以及老年人疾病预防与筛查的标准、常见症状及原因，以帮助医护人员做出准确诊断的观察记录，同时介绍了老年人健康促进策略的信息及就医常识等。

公共卫生的发展、诊疗技术的进步使得人类寿命延长。在全球范围内，老年人口持续增加，老年人和他们的照顾者在识别正常老化和疾病时都面临着同样的挑战。衰老不可避免，但衰退不是！

Barbara J. Bowers

2017 年 6 月

目 录

第一章
老化的正常改变

老年人健康促进手册
照顾者指南

老化是一种过程而非疾病，是随着年龄增加而丧失某些生理功能，随之出现健康问题。本章节相应的内容为：

- 视觉
- 皮肤
- 睡眠
- 吞咽障碍

- 听觉
- 肌肉与骨骼
- 胃、肠
- 泌尿系统

■ 正常老化

进入老年阶段后，人们在生理、情绪和社会等方面都经历了一系列预期的正常变化。对有些人来说，其中的一些变化可能是不受欢迎的挑战，但是，对很多人来说，老化也可以成为非常积极的经历。许多人没有意识到老年人群的创造力实际上也可能提高，且学习的能力可持续到高龄。随着年龄增长，老年人发展了技能，增长了智慧，并能将其灵活运用于新情境中。

举个例子，养老院的老年人面临照顾者经常更换的情况，要适应如此重要关系的改变，需要具备特定的技能。久而久之，许多在养老院的老年人就发展了这种技能。因此，尽管他们晚年机体功能下降，但通过社会交往、延续有意义的活动和培养新兴趣，可将体能下降对生活质量的影响降到最低程度。

事实上，许多变化是正常老化过程中的一部分，在不同个体的身上发生的速度也不同，有时难以辨别正常老化和疾病。有时疾病被误认为是正常老化，这就延误了疾病的确诊和治疗，给老年人带来不必要的痛苦。令人遗憾的是，像视力丧失、听力减退等情况常被认为"仅仅是老化"，这是一个重大的常见误区，这不仅耽误了必要的治疗，也降低了老年人的生活质量。除非有证据，否则这些变化应被认为是可以治疗的。

一、视　觉

■ 正常视觉：眼睛如何工作？

角膜位于眼球的最外层，它是光线进入眼睛的透明窗户。瞳孔位于角膜后方，调节进入眼睛的光线。在强光下，瞳孔缩小限制进入眼睛的光线；在暗处，瞳孔扩大允许更多的光线进入眼内。你可能会注意到：在暗处或很亮的地方眼睛需要一定的时间来适应，这种调节是瞳孔对不同程度的光线做出的反应。如果缺乏这种调节，在黑暗的房间或明亮的光下就很难看清。

晶状体是在眼球内透明的椭圆形部分。晶状体可以使你很清晰地看到近处和远处的物体。事实上，晶状体通过改变它的形状，像照相机一样使不同距离的物体都能聚焦在眼内。光线通过晶状体到眼球后方后，通过神经传递到大脑，就形成了视觉。

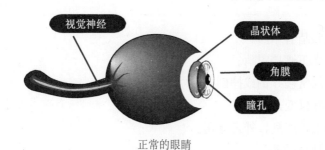

视觉神经　晶状体　角膜　瞳孔

正常的眼睛

■ 老化的眼睛

进入老年阶段，一些变化使老年人视物更加困难。他们的瞳孔调节能力下降，意味着老年人适应光线的改变有难度。与年轻人相比，老年人适应光线改变需要更长的时间，且效果更差。晶状体也随着增龄而改变，晶状体产生两个方面的变化妨碍了正常视力。首先，老年人晶状体的调节功能和聚焦功能下降，常出现"远视"或老花。能看清楚远处物体固然是好，然而他们视近物能力也同时减弱。这就是为什么老年人出现近距离工作困难，需要戴"老花镜"。

再者，随着增龄，晶状体逐渐变黄、变浑浊，光线进入受阻，导致老年人出现视物模糊、眩光、辨色困难等。当他们从暗处进入明处，或者从明处进入暗处时会出现暂时性视觉扭曲和视物困难。亮光也会引起目眩，导致很难看清周围环境。老年人使用的最佳照明是间接光（有阴影，能反射到天花板），也可以使用荧光、氙和卤素灯泡等，这些有助于纠正晶状体黄化给视物带来的影响。老年人对颜色的识别和对比能力下降，导致看相近颜色、色调的物体或与背景色相同相近的物体时出现问题。当视觉神经发生变化时，正确的视觉信息就无法传递到大脑，常见于糖尿病患者。眼内的任何变化，尤其是两只眼的病变程度不同时，深度知觉减弱，跌倒的风险增加。

■ 老年性视觉改变可能带来的困难

· 暗处视物。
· 颜色辨别。
· 视近物。
· 强光区视物。

■ 视觉改变常见症状

· 眯着眼睛看东西。
· 在阳光下遮挡眼睛。
· 似乎经常被绊倒或摔倒。
· 餐桌礼仪变差。
· 近来衣着凌乱，外表邋遢。
· 退出社交活动。
· 神情困惑。
· 认人困难。

小贴士

近距离工作时，要增加光线。

利用颜色辨别重要的物品，如将浴室的门油漆成红色，便于他们找到。

使用可调节灯颈的灯，使光线可以直对工作区。

近距离工作时，戴老花镜。

考虑使用感应灯，走进房间时灯会自动打开。

避免使用灯泡和有明显阴影或完全没阴影的吊灯，因为它们会引起眩光。

避免光亮或高度抛光的表面，尤其是地板。

上下楼梯要小心。

详见视力丧失章节。

■ 视觉筛查

· 老年人的视觉比一般人群更容易受到疾病的影响。
· 每年找验光师或眼科医生做一次视力筛查。
· 青光眼筛查：40 岁以前检查一次；40 岁以后每 2～4 年检查一次；65 岁及以上每 1～2 年检查一次。

· 白内障检查：唐氏综合征患者从 30 岁起每年检查一次；服用抗精神病药物者每 6 个月检查一次；其他人群根据医生或眼科专家的建议。

■ 智力障碍人士

和其他老年人相比，智力障碍老年人出现更多的视觉问题。很多智力障碍人士年轻时就出现视觉问题，到了老年还出现与老化相关的视觉改变。智力障碍人士的视觉问题往往没被发现，因而也没有得到治疗。沟通障碍的智力障碍人士，视觉问题往往未能被发现是因为无法像其他人一样参加常规视觉检查。值得一提的是，目前已经开发了一种针对沟通障碍人群的视觉测试的好方法。通常视觉测试由眼科医生检查。唐氏综合征患者更容易出现视觉问题，应定期检查视力。

■ 常见老年眼部疾病

有几种眼部疾病并非正常老化的结果，但在老年人群体中更易发生。它们包括：

· 青光眼：青光眼是由于眼内压增高导致的，如果不进行治疗，就有可能造成不可逆的视力丧失。青光眼导致的视力丧失是外周性的，可发生于任何一眼，造成视野狭窄。青光眼通常无痛，发现它的唯一方法是通过简单的眼科检查。眼科专家可快速而简单地完成这种检查。

· 白内障：白内障在老年人中更常见。白内障是由于晶状体的浑浊引起的视物模糊、眩光等的眼部疾病。它也会影响深度知觉，导致老年人绊倒或跌倒。许多白内障患者通过非常简单的手术，植入新合成的人工晶体代替浑浊的晶体，使视觉变得更清晰。

二、听 觉

■ 正常的听觉：耳朵如何工作?

外界声音传到外耳道，再传到鼓膜，鼓膜振动，声音通过中耳内的听小骨（锤骨、砧骨和镫骨），听小骨随着声音振动，并将声波传到内耳（耳蜗）。内耳包含液体和成千上万的微小毛细胞（纤毛）。声音传到内耳，声波在液体中继续向前传播，使纤毛摆动。纤毛摆动时，听觉细胞产生神经冲动，沿着听觉神经传到了大脑皮质的听觉中枢，就形成了听觉。

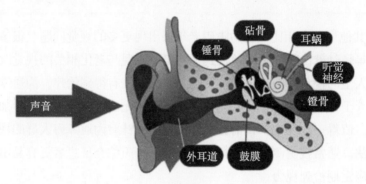

耳朵的结构

声音传导过程的任何一个环节出现问题，都会阻碍声音的传播。随着老化，中耳的听小骨逐渐变硬，传导振动的能力下降，减弱了向内耳传播的声音。此外，随着增龄，内耳的毛细胞数量下降，声音从内耳向大脑传播的能力也减弱。

这些改变导致听力逐渐丧失，这是可预见的。年龄相关的听力丧失被称为老年性耳聋，常常导致：

·高频听力丧失。对高频听力丧失的人而言，女性的声音比起男性的声音更难以听见和理解。

·辨别声音困难或很难从外界环境中提取出某种声音。如果有背景噪声，比如有聊天、电视、广播、洗碗机或风扇等声音，老年人就更难以听清了（辨别声音）。即使提高音量，他们也不会更容易听清。消除背景噪声则能起到一定的作用。

由于听力的丧失是缓慢的，人们往往没有意识到自己的听力正在丧失。所以，他们不会告诉你他的听力一直在下降。听力丧失的人常被认为变糊涂了，因为他们的理解力似乎不如从前。有时他们也认为自己变糊涂了。

■ 智力障碍人士

任何年龄段的智力障碍人士听力丧失的发生率都高于非智力障碍人士，几乎所有的唐氏综合征老年患者都会出现听觉丧失。许多智力障碍人士从未接受过听力检查，甚至到老也没有。这意味着他们的听力丧失从未被发现和治疗。即使知道智力障碍人士的听力丧失了，常常也没有进行治疗。人们常认为智力障碍人士难以忍受佩戴助听器。尽管难以适应，但如果他们得到适当的支持，还是可以适应助听器。一些针对智力障碍人士的听力测试方法，也适用于沟通障碍的人群。

■ 推荐的听力筛查

· 每年常规检查听觉，尤其检查是否有耵聍堆积。

· 45 岁开始听力筛查（最好是由听力专家检查）；45 岁以后每 5 年检查一次。

· 成年唐氏综合征患者每年听力检查 1 次。

· 智力障碍人士出现听力问题的风险更高，甚至在年轻的时候就出现听力问题，尽早检查。

▲ **备注**·已有针对沟通障碍人群的专门听力测试方法。

■ 听力异常常见症状

· 有背景噪声时听力困难。

· 误解谈话内容。

· 困惑。

· 退缩。

· 恼怒或烦躁。

· 不合作。

小贴士：帮助他们听得更清楚

降低背景噪声（风扇、洗碗机、电视机声音等）。

在说话之前先引起他们的注意。

指示或用手势来帮助他们理解。

如果他们不理解，要变换用词或短语，而不是大喊大叫。

降低语调，尤其是女性。这一点完全可以做到。

三、皮　肤

　　皮肤是一个重要的器官，但人们往往没意识到。它具有调节体温，维持体液平衡，以及起到屏障保护等功能。随着老化，皮肤变薄，弹性降低，对外界环境的敏感性下降。皮肤变薄，使皮肤相当脆弱，更容易撕裂或损伤。皮肤的撕裂、擦伤、皮下少量出血等在老年人群中都很常见。同时，具有填充和绝热作用的皮下脂肪层也变薄。这一特定变化产生最严重的后果之一是机体调节体温的能力下降，意味着老年人更难适应冷热的变化。比起年轻人，老年人的体温随着外界环境温度的变化更快地上升或下降。因此，老年人比年轻人更容易发生中暑和体温过低。

　　老年人的皮脂腺分泌油脂减少，更容易出现皮肤干燥和瘙痒，皮肤的颜色也随年龄发生变化。产生的原因是含色素的细胞（我们称之为黑色素细胞）的数量减少，使皮肤变薄、苍白和透明。这完全是正常的老化，除非斑点开始发生变化。老化皮肤比年轻皮肤修复得更慢，因此老年人的伤口愈合也比年轻人慢。此外，老化还导致皮肤敏感性降低，尤其在手部，使老年人更容易伤到自己或没有意识到皮肤受伤。

小贴士

使用香精和水分含量低的润肤露，保持皮肤滋润。

注意温度的变化。

避免拉扯皮肤，尤其是前臂和手部。

鼓励穿鞋子和袜子以保护皮肤。

四、肌肉与骨骼

　　随着老化，人体骨密度降低。也就是说，骨骼的厚度不如从前，且脆性增加，更容易发生骨折。预防骨密度流失要比逆转骨密度流失简单。女性在更年期后骨密度流失速度加快，因此在绝经期后应筛查骨密度，同时要评估其饮食中钙和维生素 D 的含量。负重练习如步行，有助于预防或延缓骨密度的流失。

肌肉的力量和灵活性的降低可能会降低协调或平衡能力。当肌肉组织减少时，它逐渐被脂肪组织所取代。由此产生的主要后果有：

- 手握力下降。
- 驼背。
- 从椅子上起身困难。
- 步行困难。
- 跌倒。

虽然无法阻止老化，但可以延缓或最小化其导致的一些后果。例如，规律锻炼可以保持肌肉及功能，而肌肉废用会导致其功能迅速丧失。严格分级运动往往可以逆转肌肉及功能的下降。但是最初的预防更加有效。

▲ **注意**·在实施锻炼计划前必须先咨询保健医生。

小贴士

鼓励老年人多参加运动。

确保台阶和浴室有足够的扶手。

清除引起绊倒的障碍物，如多余的家具和地毯。

注意运动或负重时出现疼痛的征象。

■ 骨密度预防性筛查（骨质疏松症）

老年人患骨质疏松症的风险增高，尤其是一直服用癫痫（抗惊厥）药物者、饮食习惯不良或运动缺乏者。骨密度检查：女性在月经结束后（不论何种原因导致停经）由医生对其进行骨密度检查，并确定随访检查的时间。男性在 40 岁时，医生要根据个体骨质疏松症危险因素，推荐骨密度检查的时间。

五、睡　眠

养老机构的智力障碍老年人比其他老年人有更大的睡眠困难。一项研究表明 15%～20% 养老机构的老年人存在严重的睡眠问题。另一项研究显示养老机构的老年人常在不累的时候或白天没有足够运动的情况下被安顿去睡觉。实际上，根据老年人需要安排睡觉时间，可促进更有效的睡眠。此外，在日常生活中，增加体育活动会产生疲劳，也有助于老年人的睡眠。

小贴士

避免夜间环境嘈杂。

保持规律的睡眠。

避免小睡。

有规律地锻炼。

六、胃、肠（消化道）

随着老化，消化的速度减慢，效率降低。胃蛋白酶产生减少，利用营养物质的速度和效率随之降低。胃排空时间延长使老年人进食少量食物就出现饱胀感。此外，消化速度减慢还会引起便秘。便秘是一个常见的痛苦症状，不是正常老化的现象，它往往是药物副作用、运动锻炼缺乏、液体和纤维素摄入不足等因素综合引起的。

小贴士

少量多餐，尤其在体重下降的情况下。

进餐期间避免饮用大量的液体。

白天要补充水分。

吃富含纤维素的食物（蔬菜和水果）。

参加足够的运动。

■ 推荐的便秘预防性筛查

· 询问新药物是否具有引起便秘的副作用。

· 若服用有便秘副作用的药物，要增加液体和纤维素的摄入，并监测便秘情况。

· 对运动量很少且不摄入液体和纤维素的人群，要监测便秘情况。

随着老化，胃肠道还出现许多更常见的问题。结肠癌是一种常见癌症，它随着年龄的增长而增多，但通常可以预防。居住在公共机构的人群，患结肠癌的风险更高。此外，超重的人群患结肠癌的风险也会增加。因此，养老机构工作人员在确保老年人得到筛查中起着重要的作用。

■ 推荐的胃肠癌预防性筛查

从 50 岁起每年做一次粪便隐血试验（粪便检查）。

七、吞咽障碍

■ 推荐的吞咽障碍预防性筛查

在吞咽时，如果食管的肌肉不协调就会发生吞咽困难。实际上，吞咽是一个很复杂的过程，它需要大约 50 对肌肉和神经的相互协调。许多因素都会影响吞咽功能。有时吞咽障碍会引起疼痛，甚至导致窒息。吞咽障碍在老年人群中更为普遍。观察吞咽困难的体征是很重要的。吞咽困难的一个严重后果是"误吸"，误吸是指食物或饮料进入肺内而不是胃内，造成呼吸困难，威胁生命。更常见的是，误吸导致少量食物或饮品进入肺内，引起肺部感染。对一些人来说，当少量的食物或饮料进入肺内时，除了频发肺部感染外，并无明显症状。因此，反复的肺部感染提醒我们要关注患者的吞咽问题。吞咽困难的人群可能害怕进食。营养师可以帮助他们确定具体的问题，推荐易于吞咽或减少不适感的食物。如果反复发生胸部感染，吞咽时出现疼痛或不愿进食，建议进行"吞咽功能检查"，营养师和医生可以提供一些减少窒息的建议。吞咽时保持正确的头部姿势也能改善吞咽功能，减少窒息。

八、泌尿系统（泌尿生殖系统）

　　进入老年阶段，膀胱容量变小，弹性逐渐减弱，膀胱的储尿功能下降。此外，膀胱的残余尿量增多，产生尿频，易发生尿路感染。尿失禁并不是正常老化的现象，它往往是膀胱感染或其他医疗因素引起的。老年人常出现前列腺增生，排尿的阻力增大，出现排尿起始缓慢、尿线无力、射程短、排尿时间延长。此外，前列腺增生还可能引起尿频。

小贴士

鼓励老年人睡前如厕。

确保夜间通往卫生间的路是明亮的。

提醒医生老年人突然发生排尿改变，如尿气味异常、尿失禁、排尿困难等。

提醒医生老年人膀胱排空时间延长及频繁上卫生间。

尿频的更多建议，详见症状章节。

第二章
建立成功的合作
伙伴关系

本章将分享老年人患病时，与医护人员的有效合作，如就诊预约、个人健康信息及出入院的流程，以及陪护者如何提供最有效的支持、观察老年人的病情等有效信息、协助保健医生做出正确的诊断并及时治疗，推荐适合老年人筛查的项目。本章内容如下：

- 有效的就诊技巧。
- 与照顾者分享的信息（就诊、入院、住院、出院）。
- 老年人预防性筛查和免疫接种频次建议。
- 与患者及家属合作，参与决策，共同照护老年人。

一、与医护人员的合作

■ 与保健医生和其他医务人员的预约

老年人往往会比年轻人经历更多的健康问题。部分原因是他们交流健康问题和症状有困难，保健医生不能充分理解他们的需求。在某些情况下，照顾者不能传达重要的信息，导致使用医疗服务和获得专业人员帮助的可靠性降低。所以他们更需要预约医务人员。养老机构的工作人员熟悉老年人的病情、喜好、恐惧及日常生活，适合与医务人员交流老年人的重要信息。

与医务人员的有效沟通至关重要。为了让老年人能够顺利就诊，并得到正确诊断，保健医生和专家们要依靠照顾者提供的病情信息。照顾者是观察老年人病情变化的最佳人员，他们能够告诉保健医生老年人哪些情况是正常的，哪些情况不同往常。能够区分正常情况及变化对医生做出正确的诊断是相当重要的，这种信息往往比保健医生通过体检或检查获得的任何信息更重要。

值得注意的是，医务人员（医生、护士或其他人）可能与老年人建立了长期的医疗关系。当养老机构工作人员频繁更换时，医务人员可能是最了解他的人。尽管他们可能并不熟悉其日常生活细节，但他们可能知道他的许多个人史，包括生活重大事件、担忧或恐惧及既往有效的措施。这些信息有助于照顾者提供最好的照护。

老年人就诊时常感到困惑或焦虑。照顾者在场有利于他们保持镇静，减少恐惧。若他们出现紧张或恐惧，就诊会变得十分困难，更不可能得到有效的照护。你若知道令他们焦虑和恐惧的事物，要提醒其他医务人员。为了更加有效就诊，我们还需做出许多努力。

■ 有效就诊的技巧

· 让老年人熟悉的人陪同就诊。
· 安排较长的就诊时间，如当天最后一个就诊。
· 选择等候时间短的就诊时段，以缓解其就诊时的焦虑与紧张不安。

■ 就诊前

保健医生可能不熟悉就诊的老年人，也可能之前没给老年人看过病。作为照顾者，重要的是，要有礼貌地与保健医生及其他专业人员分享相关信息。

方法之一：在就诊之前或抵达时把老年患者复印材料交给医生。同时，提前预约有助于避免匆忙就诊。

另一种方法：填写"医院/诊所门诊健康信息表"和用药信息表（见附录）。在就诊前或抵达时，将填写好的表格交给医务人员。此外，要求其他工作人员或家庭成员帮忙在工作表上记录相关的信息。

就诊前，请收集并带齐以下物品：
· 医院（诊所）门诊健康信息档案（见附录）。
· 用药信息表（见附录）。
· 健康问题信息收集表（见后）。
· 使用的助行设备，如轮椅或助行器。
· 使用的感觉装置，如眼镜或助听器。
· 健康史和信息。如果机构不要求采用特定的模板记录健康信息，个人健康记录卡有助于保存老年人的医疗信息。记录卡累积记录了他们的医疗保健信息。此卡可由患者、工作人员以及保健医生保存，每次咨询医务人员时都要带上。

其他有用的信息：
· 用药记录。
· 任何可获得的数据，如最近的体重、血糖等。
· 恐惧和禁忌的事物。

如果计划进行侵入性检查（如宫颈涂片检查）或挑战性的检查（如采

血、乳房检查），要与保健医生联系，检查前安排会面，告诉老年人如何配合检查，使检查比预期更顺利。

■ 就诊时

工作人员或家庭成员在就诊中承担重要的角色。

· 事先决定要如何参与就诊。在就诊或检查过程中，让老年人信任的人陪伴身旁，会让他感到放心，重要的是要由他自己决定陪伴的人。如果老年人无法做出决定或不能表达自己的意愿，要提前告之家属或监护人，并决定他人在就诊与检查过程中如何协助。尽可能让老年人满意这些决定。

· 在就诊中尽可能让老年人自我表达。鼓励老年人讲述细节。必要时，向医务人员解释老年人的信息。

· 传达老年人的病情信息。医疗人员根据健康记录做出许多诊断。但是，老年智力障碍人士不能很好地交流重要信息，当出现频繁头痛，医生接诊后就会询问一些问题，如头痛部位、严重程度、持续时间、频率、出现时间及既往受伤或用药等情况，而智力障碍人士难以交流这些细节，家属或工作人员准备这些细节就显得十分重要。本手册"症状"章节的信息收集表有助于记录这些重要信息。

· 在保健医生查阅所有信息前避免诊断，这有助于更准确地诊断和治疗。对我们大多人而言，当心中已有结论，往往倾向于选择支持该结论的信息，这是自然形成的习惯。然而，重要的是要避免这种习惯，因为这样容易遗漏重要的信息，延误诊断与治疗。

■ 入院

对不了解情况的人而言，医院是一个可怕的地方。老年人觉得住院时光很难熬。由于医务人员经常流动，很难做到告知每个员工各位老年患者的特殊要求。让老年患者熟悉医院环境、医务人员以及常规活动，有助于消除他们的住院恐惧。

■ 入院前

在住院前或检查前尽可能参观一下医院，看看将要入住的病房，见见负责照护的人员。整理并打包医务人员需要的信息材料。医院或诊所门诊健康档案卡（见附件）有助于医务人员了解老年人的病情，使住院诊治更加顺利。

打包的材料

1）医疗信息：目前用药清单、目前医疗诊断清单、最近医疗事件或疾病清单。

2）既往史：若无相关材料，要向保健医生复印既往史，并带给医务人员。

3）社会、行为信息：喜好、恐惧以及具有抚慰作用的物品。

4）需要协助的活动：饮食、如厕等。

5）沟通交流：能否口头交流、如何进行情感交流、理解能力以及语言技能等信息。

6）联系信息：养老机构工作人员或家庭成员的姓名与联系方式。

7）所属机构用于向医院提供信息的各种表格。

格式要求：

1）简洁：保持信息简明，重点突出。

2）排序：工作人员即刻需要的信息须放在前面。

3）标签：加粗标题以便快速找到信息。

■ 入院时

· 将信息包交给医务人员（见前页）。

· 如果没有药物清单，请携带药物。

· 携带老年人熟悉或具有抚慰作用的物品。

· 与医务人员协调。

1）向每个班次的医务人员介绍自己。

2）与医务人员共同照护老年人。

3）向医务人员解释老年人的沟通方式，提出你认为有助于沟通的建议。

■ 住院期间

· 核查医务人员是否看过信息包。要携带几份材料复印件，因为护理人员频繁变动，且许多不同的医务人员将参与照护过程。

· 咨询师或专家的会诊要安排在你（或其他工作人员）在场的时候。

1）询问治疗与检查的时间，需要一位老年人熟悉的人员在场。

2）询问给予老年人检查注意事项或检查结果的时间，确保有人陪在他身边。要求书面记录这些信息。当家属与工作人员共同参与时，要相互协作。

· 要求提前与出院安排者进行交流，以便做好出院准备。确保出院安排者知道养老机构能提供哪些支持。如果没有出院安排者，要与帮助你计划出院的人员交流。

· 鼓励工作人员和家属交流出院后的护理及照护场所。

1）提前讨论患者出院后的归宿（暂时去处：康复中心；永久的去处：养老机构、自己家里）。

2）与出院计划者讨论在该环境中能得到哪些支持，是否需要额外的支持以及如何获得这些支持。

■ 出院

· 出院指南——可向医护人员索要。

· 确保有一份出院用药清单。索取一份药物副作用清单，使所有养老机构工作人员以及其他人（如家属）意识到要观察哪些药物副作用。尽可能在出院前完成用药信息表（见附录）。

· 明确如何处理老年人住院前的用药及治疗，应该停止还是继续。

· 确保医院为出院老年人安排适宜的社区护理和健康支持。

· 了解需要哪些照护和治疗，由谁来执行。必要时，寻求协调资源。

· 询问注意事项（如切口愈合缓慢、无法进食、疼痛）。制订计划并与所有工作人员和家属进行交流。

· 确定若有问题与谁联系，并取得联系方式。

· 明确预期的随访照护及预约。

· 咨询当地药剂师出院时新增的药物。药剂师会告之需要观察的副作用，因为有些药物联合使用时效果不好，甚至可能出现危险。医院的工作人员有时没注意老年人之前服用的药物。

表 2-1　照顾者的沟通技巧

· 不大喊大叫
· 耐心了解他们对疾病的理解程度，愿意多花时间交流
· 倾听他们想要表达什么
· 在他们不理解时，会鼓励其表达

- 不理解他们时，会及时说出来
- 留有足够的时间咨询

表 2-2　清晰沟通的协助技巧

- 在谈话前，呼唤他们的名字或触摸，引起他们的注意，并进行目光交流
- 使用简单词汇、句子以及概念
- 避免使用专业术语，尽量使用那个年龄段熟悉的相关词汇
- 预期的回应至少要等 10 秒
- 必要时复述问题
- 使用肢体语言辅助交流（如指示、手势、面部表情和示范）

二、筛　查

■ 推荐的筛查项目

老年人往往不能按照推荐筛查健康问题，然而，他们较年轻人患病风险更高。所以，照顾者在维护他们获得推荐筛查项目中起着重要的作用。社区健康服务中心也是维护老年人权益的重要盟友。

■ 老年人常被忽视的症状与疾病

- 听力损害（有时需要特殊测试）。
- 视觉损害（有时需要特殊测试）。
- 牙齿保健。
- 疼痛。
- 甲状腺问题。
- 骨质疏松症。
- 便秘。
- 癌症（如皮肤、乳腺、睾丸、子宫颈、结肠）。
- 过度用药（特别是镇静剂和抗惊厥药）。

- 癫痫发作、癫痫。
- 抑郁症。
- 胃食管反流病。

■ 老年人预防性筛查和免疫接种频次建议

若老年人属高危人群，保健医生要增加检查次数。

表 2-3　预防性筛查和免疫接种频次建议

预防性筛检	频　　　次
血　压	· 在保健医生访视时检查（至少每年检查一次）
血　糖	· 超重者风险增加 · 45 岁以下，每 3 年检查一次；45 岁以上每年检查一次 · 使用抗精神病药物者、唐氏综合征、Tunner 征、Prader-Willi 综合征或 Klinefelter 综合征等患者每年检查一次
胆固醇	· 超重者风险增加 · 至少每 5 年检查一次。根据个体的高危因素及既往史，与初级保健医生讨论检查的次数
大便隐血试验（粪便检查）	· 超重者风险增加 · 机构或养老机构的老年人风险增加 · 50 岁及以上，每年检查一次。高风险者提前检查
身高体重	· 在初级保健医生访视时检查（至少每年检查一次）
乳房 X 线片	· 40 岁以上，每 1～2 年检查一次
临床乳腺检查	· 通常每 3 年检查一次，但专家的建议各不相同，可与初级保健医生讨论
结肠镜检查	· 养老的人群患结肠癌风险增加 · 50 岁以上，每 10 年检查一次（与保健医生探讨其他检查方式）
抑郁症	· 每年检查一次
疼　痛	· 若有行为改变提示可能出现疼痛，应进行诊疗检查
口腔卫生、牙齿	· 至少每年 1 次，但更推荐半年 1 次 · 包括口腔癌的检查
宫颈涂片	· 有频繁性生活的女性需做子宫颈涂片 · 30 岁以上，每 2～3 年一次 · 65 岁以上，若前 3 次检查结果均为阴性，与保健医生讨论停止检查

预防性筛检	频　　次
前列腺检查	· 向医生寻求专业建议
甲状腺	· 每 3 年检查一次 · 建议高危人群（如唐氏综合征）1～3 年检查一次
视　力	· 老年人视力更容易受影响 · 每年由验光师进行视力检查 1 次；45 岁以上还应检查白内障；40 岁以上每 2～4 年检查 1 次青光眼；65 岁以上 1～2 年检查 1 次青光眼 · 唐氏综合征者 30 岁开始检查白内障，服用抗精神病药物者每半年检查 1 次
听　力	· 由医生每年进行听力检查 1 次，特别检查是否有耵聍堆积
饮　食	· 与保健医生每年讨论 1 次
药物核对	· 与保健医生核对是否需要增加辅助药物，如钙和维生素 D，每年 1 次 · 每次与保健医生见面要核对药物 · 每次新增药物时，与药剂师一起核对
便　秘	· 评估新药出现便秘副作用的风险 · 每年由营养师或保健医生进行 1 次便秘风险评估，尤其是无行动能力者、使用抗惊厥或镇静药者及拒食者
骨密度 （骨质疏松症）	· 久坐不活动、服用抗癫痫药和维生素 D 缺乏者风险更高 · 高危人群 40 岁以下由医生建议检查 · 咨询预防措施，减少跌倒风险
免疫和疫苗接种	· 肺炎球菌（肺炎）疫苗：儿童接种 1 次；65 岁以上加强 1 次 · 流感疫苗：每年 1 次 · 白喉破伤风加强剂：每 10 年接种 1 次 · 甲肝和乙肝疫苗：结合个人情况与医生建议 · 带状疱疹疫苗：60 岁以上接种 1 次 · 肺结核疫苗：若医生没有特别建议，通常每年 1 次

注：上述数据是根据下列资料整理的，截至 2012 年，后续可能会更新。

[1] Massachusetts Department of Developmental Services. Massachusetts Department of Mental Re-tardation health screening recommendations. Boston (MA)：Massachusetts Department of Developmental Services；2007. 2 p. http://guideline.gov/content.aspx?id=37906.

[2] NYS Office of Mental Retardation & Developmental Disabilities. Preventative HealthCare Screening Guidelines for People Aging with Intellectual and Other Developmental Disabilities. http://www.ucp.org/uploads/media_items/preventive-health-care-screeningguidelines-for-people-aging-with-intellectual-and-develpmental-disabilities.original.pdf.

[3] Ohio Department of Developmental Disabilities. http://test.mr.state.oh.us/health/documents/HealthScreening.pdf.

三、与老年人及家属合作

家庭参与照顾老年人的差别很大。有些老年人没有亲人参与照护活动；有些家庭则非常积极参与照护活动；还有的家庭断断续续参与照护活动。这意味着不能采用单一的方法，与家属共同照护老年人或让家属参与医疗决策。以下的内容将促使你思考家属可能参与或想要参与医疗决策的途径，工作人员、老年人和家属的决策技巧及与他们之间的沟通技巧。

■ 家庭角色

父母和兄弟姐妹可以担任许多角色，最主要的角色如下：

影响正式照护

· 直接持续参与照护或医疗决策。

· 间断性参与医疗决策。

· 医务人员的主要联络人。

· 必要时介入照护或接管老年人。

· 对照护活动不满意时，提出倡导和协商。

一些家庭虽然积极参与老年人的照护活动，但很少参与他们的医疗决策，认为医疗决策是医生的责任。这些家庭常表现为：

· 尽其所能帮助照护亲人。

· 重在维持家庭关系。

· 定位在陪伴和促进老年人社会活动，如假期活动或探望。

· 必要时提供额外支持，如在经济、交通等方面。

家庭成员如何帮助决策

· 承担老年人健康的监护者、管理者及亲人等角色。

· 作为包括护工在内的团队的一分子，制订服务决策。

由于住处及生活环境等因素，家庭参与照护活动随时间而发生变化。工作人员和家属可以探讨能共同承担的角色，比如陪同就诊或参与活动。有些家属会欣然接受这个角色，而另一些家属则将这个责任留给工作人员。

建立合作关系

不论家属如何参与老年人的生活，工作人员、老年人及家属都能建立合作关系，促进照护和医疗决策。

解决问题式的合作伙伴

· 家属可以帮助工作人员了解老年人的行为、需求和意愿。

· 家属了解老年人的个人史，能够提供重要的信息，这些信息是在你的记录卡上找不到的，如创伤性事件、过去医疗保健经历等。

· 工作人员也可以帮助家属了解患者的行为、需求与意愿。这对没能密切参与老年人日常生活的家属特别有帮助。

· 家属、工作人员、老年人、健康和社会服务提供者组成的团队能最好地解决问题。当出现严重或复杂的健康问题难以决策时，团队特别重要。团队中的每个人对老年人有不同层面的了解，知道不同的应对技巧和资源，这些都有助于问题的解决。

制订决策式的合作伙伴

· 尽管老年人做决策时需要他人的帮助，但是了解其能否或在多大程度上参与决策仍是重要的。最重要的是只要有可能，每个人都应该支持老年人自主决定。

· 在决策前应了解老年人及家属的法律权利。

· 考虑何时需要指定某人帮助老年人决策。

· 谨记最好的决策往往是与他人合作制订的。

· 以最有利于老年人为目标，与其共同探索如何实现目标或接近目标。

■ 建立合作关系的挑战

信息共享

大多数养老机构没有明确的程序指导收集信息并与保健医生、家属和工作人员分享。因为一位老年人常由多位工作人员照顾，家属也并非每天都照看他，所以难以将重要的信息向初级保健医生汇报。考虑在下列案例中如果信息无法共享将会发生什么情况？

弗兰克的哥哥带他去看保健医生。就诊后带着新药把他送回养老机构，对工作人员说医生更换了胆固醇药物，还是跟之前一样餐中服用，每天一次；已预约了3周后的就诊检查疗效。

听起来这些信息足够吗？或许有时是够了。但是，如果一位工作人员陪同他去就诊，他／她可能意识到一些其他的重要信息，为何要更换药物（因为胃部不适或尿检结果显示肾有问题吗）？要观察哪些药物副作用（如恶心、肌肉酸痛等）？这些信息对未来几周工作人员与弗兰克的沟通，及下次就诊时向保健医生的汇报，都很重要。如果工作人员不知道需要注意的事项，可能就不会向保健医生汇报弗兰克出现食欲下降或无明显原因尖叫（提示可能存在疼痛），导致其遭受不必要的恶心和疼痛。

如果工作人员陪同弗兰克就诊，就可记录就诊时的重要信息，并告之其他人员。

如果工作人员忘记提及新药会引起睡眠问题，将会发生什么后果呢？工作人员不会注意观察其睡眠问题，弗兰克可能由于夜间如厕而跌倒、受伤。

如果工作人员忘记向保健医生咨询改善睡眠障碍的措施（如避免午睡），又将会发生什么情况？后果是出现不必要的夜间醒来。

即使工作人员间分享了这些信息，但是弗兰克回家与家人过周末，而家人不知道睡眠新问题，又会发生什么情况？弗兰克可能不记得家里环境，找不到洗手间或跌倒。家人可能为此非常生气，因为没有人告诉他们弗兰克的病情变化，让他们做好准备。

分享信息技巧

· 使用本手册中的信息收集表收集相关信息，在就诊前与保健医生和家属分享这些信息，有助于做出最好的决策。

· 与经理或督导共同设计一个与家属分享信息的表格，让家属在就诊时与医务人员分享这些信息。家属可能对有效使用这种表格有重要的见解，所以可邀请他们参与表格的测试与修订。

· 与经理或督导共同制订一个信息共享程序，确保每个人都能得到自己需要的信息。

· 确保知道新药的副作用。如果在就诊时无法获知，就要与保健医生或药剂师联系并讨论该药的副作用，并与其他工作人员分享这些信息。

■ 有关老年人权益的争议

有时候家属与养老机构工作人员之间的关系变得紧张。工作人员可能认为他们比家属更了解老年人。但须谨记，即使家属近年来可能很少陪老年人，但他们与其有着长期共同生活的历史和家庭情结。家属觉得维护老年人权益是他们的责任。许多人大半辈子承担这种角色，认为他们必须确认老年人是否得到了最好的照护，并为之而努力，许多人曾经不得不为他们深爱的人而奋斗。这种情景容易使得工作人员误认为家属指责他们无视老年人的最佳权益。

应对技巧

· 让家属知道你重视他们参与老年人的生活。

· 认真倾听家属的述说。不要认为你知道家属为何出现某种感受或是特别维护某事。要以平静、理解的口吻，询问他们的期待及其为何对他们如此重要。

· 争取相互理解出现的问题及相应的决策。举个例子，如果决定停用治疗癌症药物，是否每个人都能理解这个决定、利弊以及随时间推移停药对老年人、家属以及支持人员意味着什么？

· 明确家属有权做哪些决定，老年人有权做哪些决定？应该让老年人尽可能地参与决策。详见第三章。

· 想一想你希望看到什么样的结果，问问自己为什么想要那样的结果。是否因为这对患者、你自己、家属、其他工作人员或是其他老年人是最好的？同你的同事一起讨论这些问题，有时可解决你的困扰。

· 是否能尝试某个决定？

快速决策疑难问题

出现疑难问题，如健康状况迅速下降，工作人员和家属须迅速做出决策。这意味着涉及的人员要面临压力，例如，更换养老机构、接受治疗等决策。

应对挑战性情况的技巧

· 理解在这种状况下每个人都感到压力，可能出现愤怒或沮丧，从而影响了与他人的交流。

· 避免在压力很大时做决定或与他人见面。

· 召开紧急会议。与其他员工及家属见面，明确问题，探讨多种解决方案。进行小组评价各种解决方案。确保尽可能获取老年人的意见。

· 在做出决定前，请求专家的帮助，如老年人照护评估小组、保健医生等的意见。

· 合理制订决策，参考第三章。

第三章
决策：倡导老年人参与

老年人健康促进手册

照顾者指南

倡导老年人参与到决策过程中，让他们有更多的时间来适应变化和减少对他们未知事物的恐惧。

- · 提倡个人参与。
- · 老年痴呆患者的决策与未来规划。
- · 使多个支持的人参与进来。

■ 提倡个人参与

随着年龄渐长，同时越来越依赖他人，老年人经常不能参与到与他们相关的决策过程中。有时他人，尤其是家庭成员和医疗人员，认为老年人没有决策能力；有时他人会为了保护老年人而不告诉他们完整的健康问题和将要发生的情况。重要的是家庭和其他护理人员要理解人们可以通过多种途径参与决策，即使他们无法完全靠自己做出决定。参与做决策给老年人一种掌控他们生活的感觉，这同时给予他们机会去表达偏好，即使是他人在做决策时，这些偏好应该被考虑在内。同时这也是老年人澄清误解和错误信息，了解期望的时机。如果给予这个时机，大多数人会做得更好、焦虑更少和更平和。倡导老年人参与到决策过程中，让他们有更多的时间来适应变化和减少对未知事物的恐惧。

一些老年人能够也应该参与的重要决定包括：

- · 他们应该接受什么样的医疗。
- · 谁负责护理他们。
- · 他们将在哪和与谁住。
- · 重要的人际关系将会发生什么变化。
- · 他们的钱如何支配。
- · 如果他们不能保留他们的财产，他们的财产应该如何分配。

决策时要考虑的一个重要因素是决定是否"人的安全"会极大地限制或改变他们的活动。这通常涉及一个"风险／受益"计算。确定是否允许这个人为了维持他们的社会关系、奖励和愉快的活动承担一些风险，或他们是否将为了避免风险而放弃重要活动和联系。老年人和护理人员常常在风险系数和种类上持不同意见，老年人经常希望承担更多的风险而去维持重要的活动和关系。

比如，如果一个老年人经常摔倒，护理人员常常通过限制他们行为的方式来减少摔倒频率。护理人员应认真思考这个平衡，在做决策的时候考虑到老人的想法。只关注人身安全风险可能会带来严重的心理和情感风险。这些都是困难的决定，所以应当小心认真处理。

作为一个照顾者，重要的是要记住，决策与控制一个人的生活有很大的关联。控制对每个人来说都是很重要的，不论年龄。对老年人的生活过多地控制会对与照顾者之间的关系造成负面影响，有时会导致老年人对照顾者失去信任，使未来的决策更加困难。老人和照顾者应当常互相沟通，在此过程中把彼此作为资源。照顾者应记住老人常年积累的技术是一种资源，这应当被重视并作为家庭活动决策的一部分。

■ 老年痴呆患者的决策与未来规划

当一个人被诊断为老年痴呆症时，尽快与他们沟通并为以下事项做相关的计划：

· 当他需要增加护理水平时要住在哪里。

· 他对治疗和临终关怀的偏好是什么。记录他们的偏好可能是有用的。

· 记录当他不能参与和健康相关的决定时，他想让谁来做决定也是有用的。

· 他希望谁来掌控财务，如何使用和支配他的资源。

· 什么人际关系是最需要来维持的。

· 日常活动或仪式是最有意义和安慰的，并且应该尽可能保持。

如果这个人处于痴呆晚期，护理人员应与那些他熟知的人确定他是否仍然可以参与和如何最好地参与决策。当一个人的认知能力下降，护理人员需要考虑：

· 老年人能够自己做什么样的决定。

· 老年人在有支持和指导的情况下能做什么样的决定。

· 什么决定老年人可以参与但由他人做最后决定。

· 即使他无法做决定，如何让老年人参与到决策过程中。

尊重他的尊严，促进他们心理和情感上的健康需要得到支持：

· 尽可能地让他们自己做决定。

· 确定每个决策的一部分。

· 参与到讨论中，即使是其他人做最终决定。

· 用他们的方式和语言帮助他们熟悉决策事宜及决定，并请他们分享他们对事宜的理解。

只要有可能，老年人本人应该同意关于他们的决定，尤其是关于医疗的决定。决定对手术的同意能力应该包括下列问题：

- 他明白将要发生什么，如收益和风险吗？
- 他能够记得他获得的信息吗？
- 他能够用所获得的信息来探讨相关事宜并做决定吗？
- 他能表达或交流他的想法或决定吗？

老年痴呆症患者常常比他人认为的理解知道得更多。即使你相信他们不理解也不能参与到决策过程中来，告诉他们以下事宜也是重要的：

- 将发生什么。
- 期待的收益。
- 谁将参与，提供护理。
- 每一个选择是否有其他选择和收益。
- 将发生事物的不确定性。
- 如果手术或治疗不进行，将发生什么。
- 在手术进行中和之后他们会得到什么样的支持。
- 他们将在哪里康复，在此期间谁来护理。

■ 使多个支持的人参与进来

在做决策时，熟悉老年人的支持者参与其中是相当重要的，这些支持者熟悉老年人的日常习惯、恐惧、偏好和沟通模式。这可能需要多个人或只要几个。一个人往往不能提供协助老年人全部所需的信息。聚集关心、熟悉、支持老年人的人，将最大化地预期问题和困难及提前做好准备。

更多支持的人参与进来也会带来挑战，因为人们可能会在什么该做和由谁来做的问题上产生分歧。这可能是困难的但也非常重要。大的家庭成员之间的矛盾会使老人和他们熟悉的人更少地参与到决策中来。虽然有法律途径可以剥夺一个人的决策权力，这应该只在当一个人不能参与或当决定会带来伤害时才被考虑。尽管正式法律途径可以在必要的情况下启用，它应被视为最后的稻草。

第四章
临终照护

老年人健康促进手册
照顾者指南

看着家庭成员的健康状况日渐低下是一件困难的事情。临终生活对于老年人和照顾他们的人来说都是令人畏惧的。如果决定让老年人在家安度晚年和去世的话，最好视家庭为同一单位。临终时，在家提供护理可能会有挑战性。但是照顾一个临终的人也可以是一件有益的事。由熟悉他们喜好和习惯的熟人或家人来照顾他们会比由陌生人来照顾更有利于临终生活。作为一个护理者，意味着他（她）可能要支持家庭成员度过生命最后的时光，同时要在肢体上和心灵上安抚他们。本章将帮你准备应对临终之人的需求和你可能需要利用的资源，同时帮助你更好地应对这个过程。

· 临终诊断
· 临终护理规划
· 通用资源（家庭、主治医师、临终护理团队共同参与）

■ 什么是临终生活？

有些人认为临终生活是在去世前的几周，但临终生活可能是一个更长的旅程。像其他生命过程一样，死亡也是一个非常个人的过程。经历这个过程的人描述了临终生活有着几个普遍的阶段。在这个阶段，人们可能对周遭事物失去兴趣，他们甚至会对最亲近的家庭成员失去兴趣。临终的人是疲惫的，他们少语，不如以往一样与人来往、互动。他们可能减少食欲和食量。在生命的最终，不宁的肢体动作也可能被观察到。如果一个老年人得到了临终诊断，这意味着他的预期寿命只有六个月或更少，但这也只是一个推测。

■ 临终诊断

当接到临终诊断时，每个人都会有情绪和疑惑，尤其是老年人，可能会焦虑。为了更好地为此做好准备，家人和医护人员应当探讨如何与老年人讨论死亡。

小贴士：如何讨论死亡

找出老年人最关心的问题和对死亡的恐惧。

看他是否有意了解更多。清楚地问"你是否希望知道这意味着什么或者什么将发生在你身上？"人们经常改变意见，所以时不时地问询他们是很重要的。

让老年人觉得你愿意和他们讨论他们的情况。

告诉他们你在寻找他们问题的答案。

不要在告知他们健康状况后让他们独处。但是他们也可能更倾向于独自一人。要尊重他们的选择同时要频繁地回来看看。

监控情绪，饮食习惯和睡眠习惯的变化。小的行为变化可能是情绪抑郁的表现。这个可以通过开诚布公地探讨他们的问题和烦恼而了解更多。但是长时间的问题可能需要通过药物或者专业咨询、治疗来解决。告诉医生你所观察到的很重要。临终护理师也会对你有所帮助。

如果这个人没有接到临终诊断但他却有临终阶段的表现，那么和他讨论这些问题也是有益的。老年人可能对死亡无所畏惧，因为他有美满的一生。但是，死亡往往伴随着对将发生事物的恐惧。同时，恐惧也伴随着护理者，因为他们不愿失去挚爱。

■ 护理规划

肢体，情感和精神需求

如何让家人更长时间地留在家中是护理者的一大难题之一。很多人不能很好地应对不熟悉的空间、人们和程序。在一个人一生任何时候住医院或疗养院都可能造成抑郁、孤立、愤怒或悲伤等感受。在临终时，这些问题可能会更加尖锐并且会令一个人最后的时日更加困难。临终护理的目标应当是让一个人最终的时日平和安逸。但有时住院或疗养院是有帮助的，有时这是为了控制疼痛。我们应该问这些问题：

· 我们能够分配更多的资源来保证临终之人的需求吗？比如说请另外的夜间看护人。又比如说找更多的人来减轻主要照料者的工作量。

· 主治医师认为疗养院是更合适的决定吗？家庭成员怎么想？为什么老年人不能住在家中？

· 老年人希望住在哪里？他们想住在家里吗？如果他们无法言表，他们能通过其他途径来表示他们的意愿吗？

· 要注意问这些问题的时间。老年人可能会认为这些问题是在暗示让他们离开，也可能会对此有很消极的反应。或者老年人仍然在应对临终诊断的阶段。

· 老年人的精神信仰是什么？如果他没有明确的宗教信仰，这可能表示他不信教，但也可能是其他的情况。临终护理团队可以帮助处理精神需求和信仰。不要认为让你感到舒适的事情也能让他们感到舒适。老年人也可能会注重精神需求，尽管他从未这样做过。

肢体护理是临终护理的一部分。当老年人需要高度护理时，你可能要寻求这种护理的帮助和支持。下面的几个问题可能是你要考虑的方面：

- 当老年人不能动的时候我怎样移动他们？
- 当他们不想下床的时候我们怎么办？
- 他们不能如厕时会怎样？
- 当他们感到疼痛时会怎样？这意味着他/她正在死亡吗？
- 如何预防皮肤和口腔的干燥？

■ 通用资源

建立一个专业人士的关系网对护理临终之人来说是很重要的。护理人不需要做全部的工作。

家庭

即使你是主要护理人，其他与老年人有来往的家庭成员现在也扮演着重要的角色。

你可能将经历相似的情感或有相似的问题。最重要的是你要坐下来和家庭成员探讨问题，记录和计划每个家庭成员在整个过程中希望如何做决定和提供护理。

如果一个人有家庭成员，但他们从未参与到老年人的生活或护理的话，这将会很有挑战性。他们可能认识到他们错过了与亲人相处的宝贵时间，或者他们感到有新的义务去帮助亲人度过这个困难的时段。主要护理人要鼓励家庭成员的参与，虽然主要护理人可能对那些家庭成员的不作为感到愤怒或憎恨。主治医师、家庭成员和其他医护人员对每个人目标（提供最好的临终护理）的讨论是重要的。支持临终之人的最有效方法是形成一个相互支撑的联盟。

主治医师

主治医师是解答你的问题和临终之人的问题的极好资源。你可能会有这样的疑惑：

- 这个（疾病）是什么？你能用图片和简单的词汇来解释一下吗？
- 为什么治疗不再有效或换一种选择？
- 我们能把他留在家中而不去疗养院吗？如果可以，我们需要学习和准备什么？

· 我们需要对什么状况有所期待（比如失禁和疼痛）？他将会不能下床吗？是什么导致的？大概什么时候会发生？有其他的资源吗？

· 我们什么时候要打电话给你？我们需要警惕什么？

· 我们什么时候要叫救护车？

· 有什么是不能在家做的吗？有没有一个时间点他必须要住到疗养院？

· 我们需要为最后的几天做准备吗？我们能够有怎样的期待？

· 有没有什么信号生命要到尽头了？

临终护理团队

临终护理团队是死亡过程的专家。他们应用各种疼痛管理，进行精神、社会和心理上的护理。不管什么时候联系他们都不算晚。

■ 不要忽略了自己的感受

作为一个护理者，在护理老年人的过程中接受他人的支持是很重要的。讨论你对把临终之人留在家里的感受，讨论你对死亡的紧张和解答他们问题的能力是重要的。你可能会有这些问题：

· 我对护理一个行将死亡的人有什么样的感受？其他家庭成员呢？

· 假如我无法处理我的情感呢？

· 假如我觉得自己无法解决他们肢体需求呢？

· 如果他停止呼吸了我们应该怎么办？

· 当他的健康状况明显下降时，我们告诉其他家庭成员些什么呢？

· 如果他去世了，我们应该告诉其他人什么？假如他们想要看遗体呢？

· 一个人不是应该在医院或者疗养院去世吗？

· 我如何得到别人的支持？

■ 尾声

临终护理对于护理者来说是一件有挑战性同时有益的事情。虽然死亡往往不与计划吻合，通过检查自己的舒适度和与他人沟通，你可以变得更有准备。每个人对临终诊断有着不同的反应，这没有一个正确的答案和感受。医护人员应灵活应对诊断和临终生活方式。通过早期向专家、家人和他人求助，你能够让一个人被最重要的人陪伴着安详地去世。

慢慢消化临终诊断。除非他或她要求一次全部知道，一点点地向他透露信息。让他来决定谈话的速度。

庆祝一个人一生和他（她）的贡献。尝试解决家庭矛盾。

让任何家庭成员都参与进来，甚至远房亲戚。其他医护人员，如家庭护士和姑息治疗专家，对做决定、提供护理和安抚所有被牵连的人都有帮助。

·其他资源·

Thinking Ahead My Way, My Choice, My Life at the End by the Coalition for Compassionate Care of California.

http://coalitionccc.org/tools-resources/people-with-developmental-disabilities/ （这本手册提供工作人员如何促进智力障碍人士参与临终决策的信息）

Supporting People with Disabilities Coping with Grief and Loss: An Easy-to-Read Booklet by Scope Vic-toria.

http://www.scopevic.org.au/index.php/site/resources/supportingpeople. （这本手册为工作人员提供特别的信息与技巧）

End-of-Life Care. A guide for supporting older people with intellectual disabilities and their families by Last Passages. Last Passages is a joint project of the Volunteers of America, the University at Albany, NYSARC, Inc. and Marist College.

http://www.albany.edu/aging/lastpassages/manual-entire.htm

Caring Connections.

http://www.caringinfo.org/ （这是美国临终关怀与姑息护理组织的项目，旨在提高临终照护的质量。这个团队提供免费的资源与信息，帮助人们制订临终照护计划）

临终关怀本土化发展的困境与出路．

http://yxllx.xjtu.edu.cn/view.php?ID=5149

明智选择：美国临终关怀与姑息医学会（AAHPM）清单．

http://www.elseviermed.cn/news/detail/American_Academy_Hospice_Palliative_Medicine

第五章
常见症状的认识、沟通与管理

老年人健康促进手册

照顾者指南

老年人的健康问题，可以通过本章了解症状定义、发生原因、应对方法及措施、可寻求资源、与症状相关疾病、信息收集表，复习该症状的管理技巧。

■ 我能提供哪些帮助？

想一想：你寻求医疗帮助往往是因为自己感觉不舒服，觉得心烦、不对劲或不正常，多数情况下并不是因为你看上去有什么异常。通常，人们无法通过观察判断你的感觉。去看保健医生时，他会问很多与感觉有关的问题。想一想，如果你无法告之你的感觉，受了什么伤害，哪里受伤，受伤时间多长，缓解或加重的因素是什么，这怎么行得通呢？如果你出现上述情况，保健医生将很难为你诊断和治疗。高达80%的诊断不是根据望诊或实验室检查结果，而是根据患者提供的信息。

当老年人感觉不佳时，他们可能会出现一些异常行为，保健医生需要借助信息收集表获得所需的信息。这将大大提高老年人疾病诊断和治疗的准确性。你是实现这一目标的关键人物！

■ 症状是什么？

症状是指引起工作人员关注的患者不舒适感或异常改变。它可能是细微的变化，例如，老年人夜间频繁醒来或吃完早餐起身时出现疼痛。它也可能表现明显，例如出现攻击行为、大喊大叫或体重减轻等。工作人员要意识到辨别和报告这些症状的重要性。

一、攻击行为

攻击行为并非正常的老化现象。攻击可以是身体攻击或言语攻击，可以针对他人、物体，甚至是自身。包括击打、踢、咬、侮辱、指责或威胁等。这些攻击行为通常出现在常规护理、体格检查、社交交往时，甚至在没有明显触发因素的情况下。

攻击行为的表现包括：

- 言语改变（如重复，声音变大，语速增快）。
- 行为模式改变（如无法集中注意力参加活动，摇来晃去，抵触照护）。
- 坐立不安（如摇来晃去，不停踱步，用手敲打腿部或桌子）。
- 不停地重复单词、短语、声音、动作或其他行为。
- 躁动或躁动增多。
- 怀疑和偏执。

■ 攻击行为的可能原因是什么？

在恼怒或受到威胁时，出现攻击行为是正常的反应。语言沟通障碍的人出现攻击行为时，首先考虑他们是否身体不适、疼痛或生病。攻击行为也可能是精神疾病的一种表现，如老年痴呆症。以攻击行为作为信号的健康问题包括：

身 体 方 面	情 境 方 面 （可能与疾病无关）	精神方面
疼痛或其他不适	恐惧／暂时性焦虑	抑 郁
便 秘	渴望被关注	痴 呆
疾 病	权力的欲望	
药物副作用	疲乏	
视听改变	性欲未得到满足或受挫	
癫 痫	环境（过于空旷、杂乱、繁忙、嘈杂、陌生，环境说明不充分）	
卒中、脑血管意外、脑栓塞	任务混乱或太复杂	
疲劳或睡眠障碍		
脱 水		

■ 如果发现老年人出现攻击行为，该做什么？

如果情况紧急，按照你所在机构的应急救援程序进行处理。如果情况不紧急，你的重点是收集并记录观察到的信息，有助于保健医生尽快查明病因并及时治疗。

本部分结尾附有一张信息收集表。根据与老年人关系密切的人及其他工作人员提供的信息，完成这张信息表，并同你的经理／督导一起讨论下一步的方案。

· 如果攻击行为已经由医务人员评估过，且没有发生变化，请带上信息表同你的经理／督导一起讨论管理攻击行为的方案。

· 如果攻击行为是新近出现的，出现频率增高或者保健医生尚未评估过，请通知医生，并在下次就诊时带上信息表。

<table>
<tr><td colspan="3" align="center">信息收集表：攻击行为</td></tr>
<tr><td colspan="3">如果老年人出现攻击性行为，请填写这张信息表，协助收集资料，为医生提供有用的信息。</td></tr>
<tr><td align="center">收集的信息</td><td align="center">是／否</td><td align="center">观察：询问其他信息提供者
（如轮班工作人员／家庭成员）</td></tr>
<tr><td>请详细描述攻击行为</td><td></td><td></td></tr>
<tr><td>老人出现攻击行为是否反常</td><td></td><td></td></tr>
<tr><td>首次发现攻击行为是什么时候？在出现攻击行为前，发生了什么事</td><td></td><td></td></tr>
<tr><td>在出现攻击行为前，老人是否出现紧张或生气？是什么样的表现</td><td></td><td></td></tr>
<tr><td>老人恢复正常行为要多长时间？什么措施能使其平静下来</td><td></td><td></td></tr>
<tr><td>是否发生了不同往常的事，如访客到来或新老人入住，医疗程序改变，天气异常影响了舒适度或睡眠习惯</td><td></td><td></td></tr>
<tr><td>老人是否出现以下情况：
疼痛注意力不集中
头疼
视听困难
疲劳
睡眠紊乱
其他</td><td></td><td></td></tr>
<tr><td>近期老人言语是否改变？是否出现发音含糊、谈话中断或对谈论的话题困惑不清</td><td></td><td></td></tr>
<tr><td colspan="3">老人姓名：
工作人员姓名：
审阅时间：
下一步计划：</td></tr>
</table>

· 还可以向谁寻求帮助 ·

Central Wisconsin Center: Short Term Assessment Program (STAP). 1-608-301-9233.
http://www.dhs.wisconsin.gov/cwc/services/stap/index.htm
一项应对挑战性行为的服务。挑战性行为包括攻击行为、自我伤害行为、反社会行为或危险行为。

· 相关资源 ·

Dealing with combative behavior. Wellington Parc.
http://www.wellingtonparc.com/Dealing_With_Combative_Behavior.pdf
Resnick, B. What is the best approach for managing aggression in older adults?
http://www.medscape.com/viewarticle/716803
Behaviour Support Plans. Office of the Senior Practitioner. (Australia).
http://www.dhs.vic.gov.au/_data/assets/pdf_file/0008/608579/osp_bsp_practice_guide_2007.pdf
Understanding Intellectual Disability and Health. Behavior Management.
http://www.intellectualdisability.info/mental-health/behaviour-management
Behavioral Concerns. Assessment and Management of people with Intellectual Disability.
http://www.racgp.org.au/download/documents/AFP/2011/April/201104woods.pdf
老年痴呆的照顾与护理指南，中国老年保健协会.
http://www.adc.org.cn/html/news/tpxw_1761.shtml

二、抵触照护

抵触照护是指人们不想接受平时愿意接受的帮助，如洗澡、吃饭、如厕、穿衣和（或）梳理等活动。老年人对照顾者感到不安时，会通过打、掴耳光、咬、尖叫、逃走、争辩等方式拒绝合作。

■ 抵触照护的可能原因是什么？

许多因素会导致抵触照护。疾病相关原因包括：疾病或疼痛、痴呆、药物副作用、生理因素（口腔溃疡、义齿佩戴不适、牙周病、口干、厌食症、疼痛、视力差、听力问题）、抑郁症、疲劳、脱水。

抵触照护的其他因素：恐惧（如疼痛、水、跌倒）、感到自己无能为力或尴尬、误解环境的刺激（如他人看电视发笑，老年人误认为是嘲笑他）、日常生活规律改变、更换照顾者、被虐待的经历。

■ 如果发现老年人抵触照护，该做什么？

你的重点是收集并记录观察到的信息，有助于保健医生尽快查明病因并及时治疗。本部分结尾附有一张信息收集表，请结合其他工作人员或与老年人关系密切的人提供的信息，填写这张信息表，并与机构经理／督导一起讨论下一步的方案。

· 如果老年人抵触照护的行为已经由保健医生或精神科医生评估过，并且未发生改变，请带上信息表，与机构经理／督导一起讨论管理方案。

· 如果老年人拒绝照护的行为是新近出现的，出现频率增多或医务人员尚未评估过，请通知保健医生或精神科专家，并在下次就诊时带上信息表。

信息收集表：抵触照护		
如果老年人抵触照护，请填写这张信息表，协助收集资料，为医生提供有用的信息。		
收集的信息	是／否	观察：询问其他信息提供者（如轮班工作人员／家庭成员）
老人如何抵触照护		
你或他人试图实施何种照护时，老人抵触它		
老人抵触照护是新近出现，还是与以往不同		
首次发现老人抵触照护是什么时候		
老人是否新入住养老机构？是否有新成员入住		
老人是否感到疼痛或不舒服		
环境是否发生改变（如气味、噪声、人员等）		
老人是否出现疼痛的非语言表现		
老人进餐时间是否改变		
近期工作人员有无改变		
老人是否出现腹泻、稀便或便秘		
近期老人是否加用新药？或原来用药剂量改变		
最近老人是否跌倒或受伤		
老人姓名： 工作人员姓名： 审阅时间： 下一步计划：		

· 还可以向谁寻求帮助 ·

Central Wisconsin Center: Short Term Assessment Program (STAP). 1–608–301–9233.
http://www.dhs.wisconsin.gov/cwc/Services/stap/index.htm （一项应对挑战性行为的服务。挑战性行为包括攻击行为，自我伤害行为，反社会行为或危险行为）
Aging and Disability Resource Center (see Resources section of this Manual).
http://www.dhs.wisconsin.gov/ltcare/adrc/customer/adrccontactlist.pdf

· 相关资源 ·

Caring For a Person with Alzheimer's Disease. National Institute on Aging.
http://www.nia.nih.gov/sites/default/files/caring_for_a_person_with_alzheimers_disease_0.pdf
Dealing with combative behavior. Wellington Parc.
http://www.wellingtonparc.com/Dealing_With_Combative_Behavior.pdf
Caregiver Guide: Tips for Caregivers of People with Alzheimer's Disease National Institute on Aging.
http://www.nia.nih.gov/sites/default/files/alzheimers_caregiver_guide.pdf

三、日常生活能力丧失

随着增龄，老年人有时会丧失日常生活技能或难以完成各项日常活动。老年人可能出现以下自理活动困难：① 自我照料：沐浴、如厕、穿衣、梳理、起床、吃饭、吃药。② 打理家务：使用电话、洗衣、做饭、做家务、购物。③ 出行：步行、爬楼梯、外出。

■ 日常生活能力丧失的可能原因是什么？

很多疾病会导致日常生活能力丧失。但通过治疗疾病可以预防、逆转，至少可以将日常生活能力丧失程度降至最低。可能的原因包括：

· 疾病，如关节炎、帕金森、卒中等。
· 视觉或听力改变。

认知改变也会导致日常生活能力下降。如：

· 抑郁症。
· 阿尔茨海默病。
· 痴呆。

然而，要切记认知改变可由以下原因引起：

· 药物副作用。

- 感染。

- 脱水。

- 视听觉问题（引起知觉的变化）。

备注：药物的副作用是引起认知改变很常见的原因，应优先考虑。

比较智力障碍老年人现在与基线的日常活动能力显得尤其重要。基线信息有助于判断老年人是否出现与疾病或药物相关的新问题。如果没有基线信息，医务人员很难判断老年人是否出现健康问题。

■ 如果发现老年人日常生活能力丧失，该做什么？

你的重点是收集并记录观察到的信息，有助于保健医生尽快查明病因并及时治疗。本部分结尾附有一张信息收集表。请结合其他工作人员或与老年人关系密切的人提供的信息，填写这张信息表，并同机构经理 / 督导一起讨论下一步的方案。

· 如果老年人的日常生活能力已由保健医生进行评估，并且未发生改变，请带上信息表，与机构经理 / 督导一起讨论协助老年人管理自理能力丧失的方案。

· 如果老年人的日常生活能力丧失是新近出现的，出现频率增多或医务人员尚未进行评估，请通知保健医生，并在下次就诊时带上信息表。

· 还可以向谁寻求帮助 ·

Aging and Disability Resource Center（see Resources section of this Manual）.
http://www.dhs.wisconsin.gov/ltcare/adrc/customer/adrccontactlist.pdf
Community Options Program.
http://www.dhs.wisconsin.gov/LTC_COP/COP.HTM

· 相关资源 ·

Wisconsin Assistive Technology Program.
http://www.dhs.wisconsin.gov/disabilities/wistech/index.htm
Independent Living Centers.
http://www.dhs.wisconsin.gov/disabilities/physical/ILCs.htm
痴呆患者的日常生活能力训练 . 中国老年保健协会 .
http://www.adc.org.cn/html/news/fzad_1581.shtml
如何料理痴呆患者的日常生活 . 中国老年保健协会 .
http://www.adc.org.cn/html/news/fzad_1388.shtml
老人失智症的生活照护 . 台湾长期照护专业协会 .
http://www.ltcpa.org.tw/public/fit.php?oid=14

信息收集表：日常生活能力丧失		

如果老年人日常生活能力丧失，请填写这张信息表，协助收集资料，为医务人员提供有用的信息。

收集的信息	是 / 否	观察：询问其他信息提供者（如轮班工作人员 / 家庭成员）
老人丧失了哪方面的日常生活能力		
它是新近出现还是发生了改变？医务人员是否已进行评估		
改变是最近发生的吗？变化快吗		
首次发现这种改变是什么时候		
日常生活能力丧失是否在特定的时间加重，如白天或晚上		
最近老人体重有无增减		
老人穿衣能力是否改变		
老人如厕能力是否改变		
老人食欲是否下降		
老人近期是否服用新药或改变用药剂量		
老人吞咽是否困难		
是否发现老人发生下列改变：梳头发、刷牙、洗脸或洗手、如厕及穿衣等		
近期老人是否跌倒或住院		
老人姓名： 工作人员姓名： 审阅时间： 下一步计划：		

四、意识混乱

意识混乱并非老化的正常现象。有些疾病会引起意识混乱，但通常可以治疗、可逆转。漏诊意识混乱会耽误治疗，甚至造成永久性损伤。意识混乱表现形式多样，例如：

- 易疲劳、困倦，对正常活动不感兴趣，情绪低落。
- 坐立不安，烦躁，出现攻击行为，合作性差。
- 进食、穿衣、如厕、换乘交通工具及个人卫生等日常生活能力下降。
- 肠道或膀胱功能失调。
- 睡眠紊乱，如夜间清醒。
- 幻听或幻视。
- 记忆障碍，如忘记熟悉的人、地点、事物，或忘记如何做事。
- 言语沟通困难。
- 出现反社会行为。

■ 意识混乱的可能原因是什么？

有些疾病可能会引起意识混乱。其中相当一部分疾病可以治愈，意识混乱随之逆转。尽管意识混乱是痴呆的一个症状，但是当老年人出现意识混乱时，我们应首先考虑其他原因，如：
- 谵妄（突然出现与疾病相关的意识混乱，如感染引起的意识混乱）。
- 抑郁症。
- 尿路感染。
- 疼痛。
- 肺炎。
- 药物副作用。
- 医疗差错。
- 脱水（出汗过多、液体摄入不足或腹泻）。
- 视听觉的改变。
- 痴呆（缓慢的、渐进性的意识混乱）。
- 近期住院。

■ 如果发现老年人出现意识混乱，该做什么？

如果情况紧急，应按照你所在机构的紧急救援程序进行处理。如果不是紧急情况，重点是收集并记录观察到的信息，有助于医务人员尽快查明病因并及时治疗。本部分结尾附有一张信息收集表，根据与老年人关系密切的人及其他工作人员提供的信息，完成这张信息表，并与你的经理／督导一起讨论下一步的方案。

· 如果意识混乱已经由医务人员评估过，且没有发生改变，请带上信息表与经理 / 督导一起讨论意识混乱的管理方案。

· 如果意识混乱是新近出现的，出现频率增加或医务人员尚未评估过，请通知医生，并在下次就诊时带上信息表。

信息收集表：意识混乱		
如果老年人出现意识混乱，请填写这张信息表，协助收集资料，为医生提供有用的信息。		
收集的信息	是 / 否	观察：询问其他信息提供者（如轮班工作人员 / 家庭成员）
老人是否出现意识混乱的症状（见前页列举）		
如果是，在过去 1～5 天，症状是否发生改变		
首次发现症状是什么时候		
症状是新出现的，还是发生了改变？医务人员是否已评估意识混乱		
意识混乱是否在某个特定的时间段加重（如白天或夜间）		
排尿频率是否增多或减少		
是否出现腹泻、稀便或便秘		
睡觉时间是否延长？是否出现睡眠不安或夜间觉醒		
食欲是否下降？吞咽有无困难		
最近是否加用新药？最近用药剂量是否改变		
是否出现呼吸困难？最近是否出现咳嗽		
近期是否发生跌倒		
近期是否住院		
有无疼痛的表现（如表情痛苦，触痛，呻吟，跛行，坐立不安）		
老人姓名： 工作人员姓名： 审阅时间： 下一步计划：		

· 还可以向谁寻求帮助 ·

Aging and Disability Resource Center (see Resources section of this Manual)

http://www.dhs.wisconsin.gov/ltcare/adrc/customer/adrccontactlist.pdf

· 相关资源 ·

Medline Plus. Confusion

http://www.nlm.nih.gov/medlineplus/ency/article/003205.htm

Forgetfulness: Knowing When to Ask for Help. National Institute on Aging.

http://www.nia.nih.gov/sites/default/files/forgetfulness_0.pdf

Understanding Memory Loss. National Institute on Aging.

http://www.nia.nih.gov/sites/default/files/UnderstandingMemoryLoss.pdf

Planning Guide for Dementia Care at Home: A Reference Tool for Case Managers. Alzheimer's Associa-tion-South Central Wisconsin Chapter, the Wisconsin Alzheimer's Institute and the Wisconsin Bureau of Aging and Long Term Care Resources, Division of Disability and Elder Services, Department of Health and Family Services.

https：//www.dhs.wisconsin.gov/dementia/families.htm

老年痴呆的照顾与护理指南．中国老年保健协会．

http://www.adc.org.cn/html/news/tpxw_1761.shtml

认识失智症．中国台湾失智症协会．

http://www.tada2002.org.tw/tada_know_02.html#05

五、睡眠障碍

睡眠模式改变贯穿生命始终。老年人通常夜间睡眠浅，频繁醒来。然而睡眠障碍可能是潜在疾病的症状。有些老年人毫无倦意或难以入睡，有些老年人则出现睡眠中断。睡眠障碍表现为多种形式，包括：

· 入睡时间延长。

· 夜间醒来。

· 晨醒疲倦。

· 易怒。

· 注意力难以集中。

· 疲劳。

· 白天频繁打盹。

· 注意力、记忆问题。

· 夜间跌倒。

■ 睡眠障碍的可能原因是什么？

有许多原因会引起老年人夜间醒来，包括：
· 尿路感染或前列腺增生引起的尿频。
· 膀胱刺激征。
· 疼痛或不舒服。
· 心脏疾病导致无法平躺呼吸。
· 意识混乱或定向障碍（痴呆）。
· 抑郁症。
· 睡眠呼吸暂停症。
· 过度使用刺激性食物（咖啡、茶、苏打、巧克力）。
· 消化不良。
· 腿痉挛。
· 药物副作用。

■ 如果发现老年人睡眠障碍，该做什么？

你的重点是收集并记录观察到的信息，有助于保健医生尽快查明病因并及时治疗。本部分结尾附有一张信息收集表。请结合其他工作人员或与老年人关系密切的人提供的信息，填写这张信息表，并同机构经理／督导一起讨论下一步的方案。
· 如果老年人的睡眠障碍已经由医务人员评估过，且未发生改变，请带上信息表，与机构经理／督导一起讨论管理睡眠的方案。
· 如果老年人的睡眠障碍是新近出现的，出现频率增多或医务人员尚未评估，请通知保健医生，并在下次就诊时带上信息表。

· 还可以向谁寻求帮助 ·

Aging and Disability Resource Center（see Resources section of this Manual）.
http://www.dhs.wisconsin.gov/ltcare/adrc/customer/adrccontactlist.pdf

· 相关资源 ·

Sleep disorders in the elderly. Medline Plus.
http://www.nlm.nih.gov/medlineplus/ency/article/000064.htm
Sleep Problems. American Geriatric Society.
http://www.healthinaging.org/aging-and-health-a-to-z/topic：sleep-problems/
睡眠科普. 中华睡眠研究会.
http://www.csrs.bj.cn/kepulist.aspx

信息收集表：睡眠障碍		
如果老年人出现睡眠障碍，请填写这张信息表，协助收集资料，为医生提供有用的信息。		
收集的信息	是 / 否	观察：询问其他信息提供者（如轮班工作人员 / 家庭成员）
老人平躺睡觉是否困难		
老人入睡是否困难？若是，你首次发现是什么时候		
老人是否难以维持睡眠？若是，首次发现是什么时候		
老人醒来时是否起床或移动身体？是否游荡		
医务人员是否评估过老人的睡眠障碍		
睡眠障碍发生频率是否增加		
老人就寝时间是否改变		
老人白天是否小睡？小睡几次？每次小睡多长时间？最近是否改变		
老人睡前是否进食或进饮？老人在午间或夜间是否喝了含有咖啡因的饮料		
老人晚上是否打鼾？能否描述打鼾的模式（如是，持续有节奏的还是不规则的）？是新近出现或与以往不同		
老人夜间是否嗳气，喉咙烧灼感或消化不良		
老人醒来口腔有无异味		
老人是否出现疼痛（口头或非语言表现，如表情痛苦或脸部肌肉抽搐等）		
近期老人是否住院或疾病发作		
近期老人是否用药改变（剂量或类型）		
近期老人心境是否改变（例如悲伤，对曾经喜欢的活动不感兴趣）		
老人是否出现意识混乱或记忆困难？是新出现还是与以往不同		
近期老人大小便是否有问题，如排稀便、排泄疼痛或频率改变		

老人姓名：
工作人员姓名：
审阅时间：
下一步计划：

六、迟 钝

随着年龄增长，老年人自然变得迟钝，但很多疾病可导致迟钝。因此，不要认为老化就是迟钝的原因，尤其当迟钝突然发生的时候。迟钝表现为：
· 用餐时间延长。
· 无法按时准备日常活动。
· 走路缓慢。
· 集体外出游玩时赶不上别人。
· 晚起和（或）早睡。
· 打盹。

■ 迟钝可能的原因是什么？

有许多疾病可能引起迟钝，包括：
· 甲状腺功能减退。
· 疼痛。
· 抑郁症。
· 用药改变。
· 关节炎。
· 痴呆。
· 脱水。
· 近期因疾病或受伤住院。
· 视觉或听力改变。
· 头晕或平衡障碍。
· 其他。

■ 如果发现老年人变得迟钝，该做什么？

你的重点是收集并记录观察到的信息，可以帮助保健医生尽快查明病因并及时治疗。本部分结尾附有一张信息收集表，请结合其他工作人员或与老年人关系密切的人提供的信息，填写这张信息表，并与机构经理 / 督导一起讨论下一步的方案。

- 如果老年人的迟钝已经由医务人员评估过，且未发生改变，请带上信息表，与机构经理 / 督导一起讨论管理迟钝的方案。
- 如果患者的迟钝是新近出现的，出现频率增多或医务人员尚未评估，请通知保健医生，并在下次就诊时带上信息表。

信息收集表：迟钝		
如果老年人变得迟钝，请填写这张信息表，协助收集资料，为医生提供有用的信息。		
收集的信息	是 / 否	观察：询问其他信息提供者（如轮班工作人员 / 家庭成员）
老人总体上变得迟钝，还是在特定活动时反应迟钝		
老人是否对某种活动特别迟钝		
是否发现老人走路方式改变，例如步伐小或拖沓，平衡障碍或是行走不适		
目前老人是否出现精神错乱的迹象		
老人行走或活动时，是否出现疼痛的表现（如表情痛苦、触痛、呻吟、唇语或坐立不安，抚触或保护身体部位）		
迟钝是否在每天特定的时间出现？是否随着时间缓解或加重		
老人的行为是否改变		
老人的语言是否改变		
老人是否比平时睡得多或辗转难眠		
老人近期是否跌倒或受伤		
老人最近是否加用新药或改变药物剂量		
老人姓名： 工作人员姓名： 审阅时间： 下一步计划：		

·还可以向谁寻求帮助·

Aging and Disability Resource Center（see Resources section of this Manual）.
http://www.dhs.wisconsin.gov/ltcare/adrc/customer/adrccontactlist.pdf
行动迟缓始于 40 岁.中国老年保健协会.
http://www.adc.org.cn/html/news/rsad_1087.shtml

七、头 晕

头晕有多种表现，有时表现为虚弱，头部轻飘，"眼花"，站立不稳或仅仅是感觉不舒适；有时会觉得房间或自身在旋转，也称之眩晕。很难判断老年人是否头晕，除非他们能告诉你。头晕的人可能站立不稳，身体失去平衡或紧紧抓住身旁的物体。头晕的人有跌倒的风险，特别是在站立不稳的时候。

■ 头晕可能的原因是什么？

头晕相当常见，许多原因都会引起头晕，包括：

· 起身太快。
· 良性体位性眩晕，当头部位置改变时引起的头晕和（或）目眩。
· 耳内感染。
· 过敏。
· 药物副作用。
· 心律失常。
· 慢性疾病引起的循环不良，如动脉硬化或心脏病。
· 贫血。
· 低血压，尤其是脱水、腹泻、呕吐或出血时导致的低血压。
· 用力咳嗽或排便。
· 低血糖。
· 心脏病发作。
· 脑卒中。

■ 如果发现老年人头晕，该做什么？

重点是要密切观察与头晕相关的症状。如果老年人突发头晕，伴呼吸短促，胸痛或胸闷，手脚无力，视觉或言语改变，面部表情僵硬或意识改变等都属于紧急情况。按照你所在机构的紧急救援程序进行处理。如果不是紧急情况，重点是收集并记录观察到的信息，有助于保健医生尽快地查明病因并及时治疗。本部分末尾附有一张信息收集表，根据与老年人关系密切的人及其他工作人员提供的信息，完成这张信息表，并同你的经理／督导一起讨论下一步的方案。

· 如果医生已评估过老年人头晕的情况，且近期头晕未发生改变，请带上信息表与经理／督导一起讨论老年人头晕的管理方案。

· 如果头晕是新近出现的，头晕症状发生变化，频率增加，或医务人员尚未进行评估，请通知医生，并在下次就诊时带上信息表。

·还可以向谁寻求帮助·

Aging and Disability Resource Center（see Resources section of this Manual）.
http://www.dhs.wisconsin.gov/ltcare/adrc/customer/adrccontactlist.pdf

·相关资源·

Balance Problems. American Geriatrics Society.
http://www.healthinaging.org/aging-and-health-a-to-z/topic：balance-problems/
Dizziness: What to Ask. American Geriatrics Society.
http://www.healthinaging.org/resources/resource：balance-problems-what-to-ask/
发作性位置性眩晕的诊断与治疗．中国神经科学学会．
http://www.csn.org.cn/news.asp?id=403
眩晕诊治专家共识．中华医学会神经病学分会；中华神经科杂志编辑委员会．
http://www.clinphar.cn/forum.php?mod=viewthread&tid=165198

信息收集表：头晕		
如果老年人出现头晕，请填写这张信息表，协助收集资料，为医生提供有用的信息。		
收集的信息	是／否	观察：询问其他信息提供者（如轮班工作人员／家庭成员）
头晕是否新近出现，是否加重？是否频率增加		
老人是否因为头晕看过初级保健医生或其他专业人员		
如果头晕是新近出现的，你或他人何时首次发现		
如果近期头晕加重，你是什么时候首次发现的		

收集的信息	是/否	观察：询问其他信息提供者（如轮班工作人员/家庭成员）
老人如何描述头晕		
你是否发现老人走路不稳或借助物体保持身体平衡		
头晕是持续的还是间断发生的		
有无措施能缓解老人的头晕		
老人做何事时，经常出现头晕		
老人是否出现耳鸣		
最近老人有无感冒或流感		
老人有无耳痛		
老人有无头痛或偏头痛病史		
老人有无发烧		
老人最近或先前是否因跌倒导致头面部受伤		
老人是否主诉头晕时伴有胸部、手臂或颈部疼痛		
老人心跳是否不规则，时快时慢		
近期是否使用新药或者改变用药剂量		
近期老人是否出现呕吐、腹泻、出血或液体摄入不足		
老人是否有过敏症		

老人姓名：
工作人员姓名：
审阅时间：
下一步计划：

八、疲　劳

　　疲劳是主观上感到疲惫、精力缺乏或筋疲力尽的感觉。疲劳不同于虚弱，虚弱是指体力不足。老年人偶尔出现疲劳是正常的，但持续疲劳会影响日常生活，可能是疾病的先兆。有时疲劳症状显而易见，有时却不易识别。疲劳有以下表现：

- 注意力无法集中。
- 易怒。
- 抗拒、兴奋。
- 食欲不振。
- 退出社交活动。

■ 疲劳可能的原因是什么？

轻微的疲劳可能由睡眠不足、缺乏运动、无聊或药物副作用引起的；长期疲劳可能是严重身心疾病的表现。多数疾病可以治愈，疲劳随之逆转。疲劳的可能原因包括：

- 抑郁症。
- 糖尿病。
- 感染。
- 甲状腺素水平升高或降低（甲状腺功能亢进或减退）。
- 精神紧张。
- 睡眠紊乱。
- 心脏问题，如心力衰竭或心脏病。
- 红细胞计数减少（贫血）。
- 肾脏问题（肾衰竭）。
- 膀胱或肠道问题。
- 维生素、矿物质缺乏。

■ 如果发现老年人出现疲劳的症状，该做什么？

最重要的是收集并记录观察到的信息，有助于保健医生尽快查明病因并及时治疗。本部分结尾附上一份信息收集表。根据其他工作人员或与老年人关系密切的人提供的信息，填写这张信息表，并与你的经理／督导讨论下一步的方案。

- 如果疲劳的症状已经由初级保健医生评估过，且症状未发生改变，请带上信息表同你的经理／督导一起讨论疲劳的管理措施。

· 如果疲劳是新近出现的，出现频率增加或医务人员尚未进行评估，请通知医生疲劳情况，并在下次就诊时带上信息表。

· 还可以向谁寻求帮助 ·

Aging and Disability Resource Center（see Resources section of this Manual）
http://www.dhs.wisconsin.gov/ltcare/adrc/customer/adrccontactlist.pdf

· 相关资源 ·

Fatigue. Medline Plus.
http://www.nlm.nih.gov/medlineplus/ency/article/003088.htm
Sleep Disorders in the Elderly. Medline Plus.
http://www.nlm.nih.gov/medlineplus/ency/article/000064.htm
Fatigue. AARP Health Tools.
http://healthtools.aarp.org/adamcontent/fatigue
Outlines causes, symptoms, and what to expect at a PCP visit and home care.

信息收集表：疲劳		
如果老年人出现疲劳，请填写这张信息表，协助收集资料，为医生提供有用的信息。		
收集的信息	是 / 否	观察：询问其他信息提供者（如轮班工作人员 / 家庭成员）
老人疲劳是否异常		
若是，疲劳是否发生更频繁或更严重		
首次发现疲劳是什么时候		
有无发生非日常常规事件，如访客、新住户到来，检查程序变化，天气异常影响舒适或睡眠习惯		
老人平时通常参加何种活动？近期是否改变		
老人近期是否诉说疼痛或消极反应抚触？老人能否告诉你疼痛的部位		
近期老人是否主诉头痛		
近期老人是否主诉头晕或虚弱无力		
老人平时白天饮食是什么？近期食欲、口渴和饮食是否改变		
老人睡眠是否一如既往？或是比平常多？或是只有保持特定姿势才能睡眠		

收集的信息	是 / 否	观察：询问其他信息提供者（如轮班工作人员 / 家庭成员）
老人是否喘不过气或呼吸困难？若是，发生时老人通常在做何事		
近期体重增加还是减少		
是否出现排泄问题，如大便松软、疼痛或排泄次数减少或增多		
情绪是否发生变化？老人是否出现悲伤或抑郁		
是否出现发热或夜间盗汗（清晨床单或被褥可能是湿的）		
老人是否出现恶心或呕吐、胃灼热或胀气（打嗝）		
老人是否出现持续性咳嗽？平躺或端坐时更容易出现咳嗽		
老人是否出现意识混乱或记忆困难		
考虑监测 1 周的睡眠习惯，包括： 清醒时间 午睡时间 就寝时间 夜间清醒时间 将任何改变都记录在这里		
老人姓名： 工作人员姓名： 审阅时间： 下一步计划：		

九、呼吸困难

　　突发呼吸困难或原有呼吸困难突然加重都属于紧急情况。如果发生上述情况，立即启动你所在机构的紧急救援程序。

　　慢性"呼吸短促"患者伴哮鸣音，感到空气不足，活动受限。呼吸困难或呼吸急促并非正常老化的结果，会引起患者的极度恐慌。许多疾病都可引起慢性呼吸困难。但在老年人群中更常见，尤其是吸烟的老年人。

■ 呼吸困难可能的原因是什么？

呼吸困难可能是以下疾病的症状之一：
- 肺气肿，也称之为慢性阻塞性肺疾病。
- 哮喘。
- 心力衰竭。
- 肺纤维化。
- 肺癌。

上述任一项均为严重疾病，需要进行治疗。即使经过治疗，老年人仍然会出现呼吸困难或呼吸急促的症状。呼吸困难可能随着时间逐渐加重，也可能突然加重。当患上述疾病的老年人呼吸困难突然加重时，应迅速就医。

导致突发呼吸困难的其他原因：
- 感染，如肺炎、肺结核。
- 肺内出现血凝块，称为肺栓塞。
- 心脏病发作。
- 心脏搏动的频率或节律不规则（也称为心律失常）。
- 焦虑。
- 窒息。
- 肺萎陷。

需立即就医的呼吸困难征象：
- 言语困难。
- 胸闷或胸痛。
- 呼吸时伴有高调音，也称为喘息。
- 呼吸时胸部或腹部出现反常运动。
- 嘴唇或指甲青紫。

呼吸困难的其他表现可能不明显。呼吸困难发作时，老年人可能通过减少活动，甚至在睡觉时保持端坐位来减轻症状。由于缺氧还可能表现为局促不安、头晕眼花、疲乏虚弱等。

■ 如果发现老年人呼吸困难，该做什么？

呼吸困难突发或加重属于紧急情况。一旦发生，按照你所在机构的紧急救援程序进行处理。呼吸困难的老年人往往接受缓解呼吸困难的治疗或药物。如果呼吸困难持续发展，要向保健医生咨询如何支持老年人。

信息收集表：呼吸困难		
如果老年人出现呼吸困难，请填写这张信息表，协助收集资料，为医生提供有用的信息。		
收集的信息	是 / 否	观察：询问其他信息提供者（如轮班工作人员 / 家庭成员）
首次发现呼吸困难是什么时候		
呼吸困难是否新出现的？最近有无发生变化		
医务人员是否评估过		
你是否发现老人呼吸时胸部、腹部或颈部肌肉出现反常运动		
老人是否出现荨麻疹或皮疹		
你是否听到老人呼吸时出现高音调的呼吸声		
老人有无咳嗽？是否咳出黏液或血液		
老人有无发热		
呼吸困难是持续还是间断的		
呼吸困难是否在一天中特定的时间发生		
呼吸困难是在老人休息时发生，还是仅仅发生于活动期间？是否在某种特定的活动期间发生		
最近是否加用新药或改变原来药物的剂量		
老人是否出现意识混乱、头晕、疲乏等		
老人口唇和指甲是否出现青紫		
老人有无焦虑病史		
老人是否出现睡眠障碍		
老人是否采取端坐位睡觉		
老人足部或腿部是否出现肿胀		

老人姓名：
工作人员姓名：
审阅时间：
下一步计划：

·还可以向谁寻求帮助·

American Lung Association.

http://www.lung.org. 1–800–586–4872

Aging and Disability Resource Center（see Resources section of this Manual）.

http://www.dhs.wisconsin.gov/ltcare/adrc/customer/adrccontactlist.pdf

·相关资源·

COPD. American Lung Association.

http://www.lung.org/lung-disease/copd/

Breathing Problems. Medline Plus.

http://www.nlm.nih.gov/medlineplus/breathingproblems.html

COPD. Senior Health. National Institutes of Health.

http://nihseniorhealth.gov/copd/whatiscopd/01.html

中国支气管病及介入肺脏病协会.

http://www.cabipchina.org/qianyan_to.asp?id=111&class1=425

呼吸生理.中国肺功能联盟.

http://www.fgnlm.cn/index.php?m=content&c=index&a=show&catid=99&id=26

十、窒息、吞咽困难（吞咽障碍）

发生吞咽困难的原因很多，随年龄增长其发生率升高。正常的吞咽需要 50 多对的肌肉神经相互协调。任何肌肉神经出现问题都会导致吞咽困难，增加窒息的可能性，威胁生命安全。吞咽困难可能的后果有：窒息、生活质量下降、食物反流、流涎、食欲下降、肺部积食或积液，导致胸部感染。

吞咽困难可能的原因

· 卒中

· 脑瘫

· 食管癌

· 药物副作用

· 以往癌症治疗

· 帕金森病

· 食管肌肉的老化

· 反流性食管炎引起食管瘢痕性狭窄（胃酸对食管的损伤）

■ 如果发现老年人出现吞咽困难，该做什么？

　　窒息属于紧急情况，应按照你所在机构的紧急救援程序进行处理。如果情况不紧急，重点是收集并记录观察到的信息，有助于保健医生尽快查明病因并及时治疗。本部分结尾附有一张信息收集表，根据与老年人关系密切的人及其他工作人员提供的信息，完成这张信息表，并同你的经理／督导一起讨论下一步的方案。

　　· 如果窒息已经由医务人员评估过，且没有发生变化，请带上信息表同你的主管／监督人员一起讨论窒息的管理方案。

　　· 如果窒息是新近出现的，发生频率增高或者医务人员尚未评估，请通知医生，并在下次就诊时带上信息表。

· 还可以向谁寻求帮助 ·
语言病理医生可能可以提供帮助。
联系保健医生或 ARDC，向他们咨询相关服务。

· 相关资源 ·
American Speech-Language-Hearing Association.
http://www.asha.org/slp/clinical/dysphagia/
Barriers to healthy eating (scroll down for swallowing difficulties). UMass-Amherst.
http://www.morethanameal.info/manual/chapter3/chap3_sec13.html
Difficulty swallowing. Mayo Clinic.
http://www.mayoclinic.com/health/difficulty-swallowing/DS00523
Swallowing disorders. Medline Plus.
http://www.nlm.nih.gov/medlineplus/swallowingdisorders.html
中国国际言语语言听力协会 .
http://www.cisha.org.cn/?p=1617
老人及失能者吞咽与喂食照护 . 台湾长期照护专业协会 .
http://www.ltcpa.org.tw/public/fit.php?oid=10

信息收集表：窒息、吞咽障碍		
如果老年人出现吞咽困难，请填写这张信息表，协助收集资料，为医生提供有用的信息。		
收集的信息	是/否	观察：询问其他信息提供者（如轮班工作人员/家庭成员）
你是否观察到老人出现吞咽困难的症状，如咳嗽、流涎、拒绝某些食物、吞咽明显不适		
老人有无饮食困难？进食何种食物出现吞咽困难（液体、谷类、蔬菜、肉类等）		
老人吞咽药片是否困难？老人是否仅在吞咽药物时感到困难		
改变食物质地或将食物切成小块能否改善吞咽障碍		
老人近期是否加用新药或改变用药剂量		
老人是否难以吞咽食物		
老人是否主诉口腔或其他部位疼痛		
老人有无义齿？如果有，近期是否检查义齿情况？义齿佩戴是否合适		
老人走路方式、步态是否发生改变？如何改变		
老人的语言是否发生改变？怎么改变		
老人是否反复发生胸部感染		
老人姓名： 工作人员姓名： 审阅时间： 下一步计划：		

十一、尖 叫

尖叫可以传达许多生理和情绪的需要或问题。尖叫声有时会干扰他人，增加养老机构其他老年人或工作人员的压力。尖叫的老年人发生抑郁症、跌倒、失眠的概率更高，对疼痛也更敏感。了解老年人尖叫的原因是必要的。

■ 尖叫可能的原因是什么？

治疗或控制尖叫的诱因，可能减少或完全消除尖叫。尖叫的原因包括：

- 抑郁症。
- 精神疾病。
- 恐惧。
- 大小便失控。
- 排尿或排便疼痛。
- 意识混乱（包括痴呆）。
- 便秘。

- 谵妄。
- 疼痛。
- 厌倦或挫败。
- 环境不适，如温度等。
- 疲惫、饥饿、口渴。
- 感到仓促或有压力。

■ 如果老年人尖叫，该做什么？

如果情况紧急，按照你所在机构的紧急救援程序进行处理。如果不是情况紧急，你的重点是收集并记录观察的信息，有助于保健医生尽快查明病因并及时治疗。本部分结尾附有一张信息收集表，请结合其他工作人员或与老年人关系密切的人提供的信息，填写这张信息表，并与机构经理/督导一起讨论下一步的方案。

- 如果老年人的尖叫已经由医务人员评估过，且未发生改变，请带上信息表同你的经理/督导一起讨论管理方案。

- 如果老年人的尖叫是新近出现的，出现频率增加或医务人员尚未评估，请通知保健医生，并在下次就诊时带上信息表。

·还可以向谁寻求帮助·

Central Wisconsin Center: Short Term Assessment Program（STAP）. 1–608–301–9233.
http://www.dhs.wisconsin.gov/cwc/Services/stap/index.htm （一项应对挑战性行为的服务。挑战性行为包括攻击行为、自我伤害行为、反社会行为或危险行为）
Aging and Disability Resource Center（see Resources section of this Manual）.
http://www.dhs.wisconsin.gov/ltcare/adrc/customer/adrccontactlist.pdf

·相关资源·

Dealing with combative behavior. Wellington Parc.
http://www.wellingtonparc.com/

信息收集表：尖叫		

如果老年人出现尖叫，请填写这张信息表，协助收集资料，为医生提供有用的信息。

收集的信息	是／否	观察：询问其他信息提供者（如轮班工作人员／家庭成员）
描述老人的尖声（如尖叫或呻吟、持续时间、频率等）		
老人的尖叫是否与以往不同？若是，尖叫频率和强度是否增强		
老人出现尖叫时是否有人靠近老人或与其交流		
尖叫是什么时候发生？是否总在同一时间发生		
尖叫前老人是否在做不同平常的事（尽管看似与尖叫不相关）		
老人平时活动是否改变		
老人是否服用新药		
近期养老机构是否有些变化（如新住户、新员工、重新装修或院外噪声）		
老人的语言是否改变？如说话含糊，说到一半忘记对话内容或变得混乱		
触碰时老人是否出现疼痛或不良反应？若是，老人能否告诉你疼痛的部位		
带老人去卫生间大小便，尖叫是否停止或加剧		
进食或饮水能否缓解或加剧尖叫		
同老人一起坐下，平静聊天能否起作用		
家人或熟人在场时尖叫是否减少或停止		
何种措施有助于减少老人尖叫		
改变老人房间的温度是否有帮助（如提供毛毯或打开风扇）		

老人姓名：

工作人员姓名：

审阅时间：

下一步计划：

十二、疼 痛

疼痛并非正常老化的现象，常常是一些疾病的临床表现。因此，当老年人出现疼痛时，查明疼痛原因很重要的。许多病因是可治疗的。判断老年人是否疼痛存在困难，尤其是语言沟通障碍的老年人。疼痛有多种表现形式，例如：

· 声音反应：呻吟、哀号、呜咽、哭泣、尖叫、叫喊。

· 面部表情：皱眉，眉头紧锁；眼部改变（眯眼、睁大眼睛、焦眉皱眼；嘴巴拉下）；嘴唇与舌头运动（缩唇，撅起、拉紧或微颤嘴唇，磨牙，伸舌）。

· 情绪反应：不合作，暴躁，易怒，不开心；转移注意力难和（或）难以满意；离群，退出活动，独处。

· 肢体语言：走动增加或减少；僵硬、痉挛、紧张。

· 保护性反应：指向或触摸受伤部位；保护、支托受伤部位；躲闪或退缩，触觉敏感；因疼痛采取特定姿势（头后仰、垂手、蜷缩）。

· 生理反应：面色改变（变红或苍白）；呼吸不规则（屏气或喘气）。

■ 疼痛的可能原因是什么？

疼痛从轻微到严重，几乎可以发生在身体的每个部位。许多疾病会引起疼痛。绝大多数疾病是可以治疗的，且疼痛随之缓解。引起疼痛的原因数不胜数。评估疼痛出现的时间、严重程度、相关活动及伴随症状等对判断疼痛的原因是很重要的。

■ 如果发现老年人疼痛，该做什么？

突发的严重疼痛属于紧急情况。如果不是紧急情况，你的重点是收集信息并记录你所观察到的现象，有助于保健医生尽快查明病因并及时治疗。本部分结尾附有一张信息收集表。请结合其他工作人员或与老年人关系密切的人提供的信息，填写这张信息表，并同机构经理／督导一起讨论下一步的方案。

· 如果老年人的疼痛已经由保健医生评估过，且未发生改变，请带上信息表，同机构经理／督导一起讨论管理疼痛的方案。

· 如果老年人的疼痛是新近出现的，出现频率增多或是医务人员尚未评估过，请通知保健医生，并在下次就诊时带上信息表。

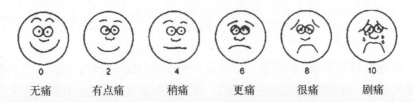

| 0 | 2 | 4 | 6 | 8 | 10 |
| 无痛 | 有点痛 | 稍痛 | 更痛 | 很痛 | 剧痛 |

信息收集表：疼痛		
如果老年人出现疼痛，请填写这张信息表，以协助收集资料，为医生提供有用的信息。		
收集的信息	是 / 否	观察：询问其他信息提供者（如轮班工作人员 / 家庭成员）
老人有无疼痛的表现？有哪些		
老人的疼痛是否由医务人员评估过？症状是新近出现或与以往不同		
首次发现这种症状是什么时候		
症状是否在某个特定时间加重，如白天或夜间？是否在特定活动期间或结束后加重，如吃饭、步行、坐下		
疼痛是阵发性的还是持续性的		
老人能否说出疼痛的部位？若否，可能是哪个部位		
是否发现老人功能下降（如难以完成日常生活活动，如吃饭、穿衣、如厕）		
是否发现老人出现尿频或排尿频率减少		
是否发现老人出现腹泻、排稀便或便秘		
老人是否出现睡眠增加或夜间惊醒		
老人食欲是否减退？吞咽是否困难		
近期老人是否加用新药或是改变用药剂量		
近期老人是否跌倒或受伤		
有无措施可以缓解老人疼痛或转移注意力		
老人姓名： 工作人员姓名： 审阅时间： 下一步计划：		

American Chronic Pain Association. 1-800-533-3231.

http://www.theacpa.org/

Aging and Disability Resource Center（see Resources section of this Manual）.

http://www.dhs.wisconsin.gov/ltcare/adrc/customer/adrccontactlist.pdf

· 相关资源 ·

Pain Management. American Geriatrics Society.

http://www.healthinaging.org/aging-and-health-a-to-z/topic: pain-management/

National Cancer Institute.（U.S.）. Pain Control.

· Covers causes of pain, ways to describe pain, and how to work with health care providers. Includes Questions to ask your health care team.

http://www.cancer.gov/cancertopics/coping/paincontrol.pdf

疼痛百科 · 中华医学会疼痛学分会 .

http://www.casp.org.cn/ttbk/

关注老年人疼痛 · 上海市老年学学会 .

http://www.shanghaigss.org.cn/news_view.asp?newsid=2597

十三、肿胀（水肿）

　　肿胀是身体某部位出现肿大或水肿。有时肿胀部位皮肤颜色改变，伴随皮肤温度升高，触摸该部位会觉得热。有时肿胀部位出现疼痛，尤其是发生在触碰或活动的时候。但有时疼痛与肿胀并不相关。身体任何部位都可能出现肿胀。

　　皮肤颜色、温度、疼痛、肿胀部位等都是查明肿胀原因的重要线索。例如，感染引起的肿胀，皮肤经常出现红、热、痛。心脏疾病引起的水肿常见于足部或小腿，且无疼痛、皮肤温度和颜色改变等表现。关节炎引起的肿胀常见于关节（膝、踝、四肢），常出现疼痛但皮肤无发热或发红表现。当疾病导致体内液体潴留时，常常出现水肿。体内过量液体易潴留在四肢或腹腔，一旦潴留就会引起水肿。水肿可能很隐匿，例如心脏、肝脏、肾脏等疾病引起的水肿大多发生在体内或被衣物遮盖的部位。体重突然增加往往反映体内液体潴留。

　　水肿很常见，但我们应该重视。若水肿常常让人感觉不舒服甚至疼痛，可能是疾病的警示号。医务人员也称肿胀为水肿。医务人员常用的另外一个术语是"凹陷性水肿"。如果用手指轻压水肿部位，然后移开手指，皮肤上就会留下一个很明显的凹陷，这就是凹陷性水肿。凹陷指的是手指按压后留下的凹陷部位，在手指离开后不能立即恢复。谨记，水肿是身体出现问题的一种反应，常有潜在的原因，可能很严重，也可能较轻微或暂时性。医务人员在评估水肿时要辨别病因的轻重程度。你收集的信息对保健医生做出正确的诊断是至关重要的。

■ 水肿可能的原因是什么？

许多疾病和损伤都会引起水肿。常见关节肿胀原因包括：

- 痛风（尿酸的积聚，常见于足部）。
- 感染。
- 关节炎。
- 损伤。

踝关节、腕关节和膝关节损伤在老年人群中很常见，可导致行走困难。如果老年人出现不明原因的肿胀，要查明是否曾经跌倒或受伤。

■ 水肿其他常见的原因

- 心脏病。
- 蜂窝织炎（常见于糖尿病患者）发生于足、腿、脸部，引起皮肤发红发热。炎症波及区域随着时间推移而扩大。它常见于割伤、水疱或蚊虫叮咬后，需要立即就医。
- 口腔或牙龈肿胀是牙科疾病的常见症状。
- 充血性心力衰竭可导致足部、踝关节和腿部出现不明原因的肿胀。
- 血栓。
- 肝肾疾病。
- 外科术后或癌症治疗。
- 药物副作用。
- 静脉曲张（静脉弯曲或受损，常见于腿部）。
- 维生素或矿物质缺乏及高盐饮食。
- 甲状腺问题。

■ 如果发现老年人出现水肿，该做什么？

你的重点是收集并记录观察到的信息，有助于保健医生尽快查明病因并及时治疗。本部分结尾附有一张信息收集表，请结合其他工作人员或与老年人关系密切的人提供的信息，填写这张信息表，并同机构经理／督导一起讨论下一步的方案。

信息收集表：肿胀（水肿）		
如果老年人出现肿胀，请填写这张信息表，协助收集资料，为医生提供有用的信息。		
收集的信息	是 / 否	观察：询问其他信息提供者 （如轮班工作人员 / 家庭成员）
老人哪个部位出现肿胀		
肿胀外观如何（范围？皮肤颜色变浅？）		
是否知道肿胀持续多久了？什么时候开始肿胀的		
老人是否疼痛（参见"疼痛"章节）		
哪个部位疼痛		
肿胀部位摸上去是否发热		
过去老人是否出现肿胀？若是，何时发生，肿胀情况如何		
肿胀是否在特定时段加重		
近期老人有无其他损伤		
近期老人是否跌倒或受伤		
近期老人是否手术或住院		
近期老人体重是否增加		
老人是否久坐或久站		
老人用药是否改变		
老人是否经常吃咸的食物		
老人是否主诉过度口渴		
老人是否出现呼吸困难或睡眠障碍		
老人食欲是否改变？若是，何时改变，怎么改变		
老人社交活动是否较前减少或不愿参加活动		
老人姓名： 工作人员姓名： 审阅时间： 下一步计划：		

Aging and Disability Resource Center（see Resources section of this Manual）.

http://www.dhs.wisconsin.gov/ltcare/adrc/customer/adrccontactlist.pdf

· 相关资源 ·

Edema. Medline Plus.

http://www.nlm.nih.gov/medlineplus/edema.html

根据水肿的原因不同，可能有其他的资源可供老年人使用。例如，一些组织为老年人提供管理各种疾病引起水肿的实用性技巧。一旦确诊，早期适当治疗，查找一些相关资源可能对你与老年人都很有帮助。有些组织机构致力于帮助以下疾病的患者：关节炎、肾脏疾病、肝脏疾病、糖尿病、甲状腺疾病、癌症。

十四、口　渴

口渴是机体需要补充更多液体的生理反应，也是很多疾病的症状。如果老年人无法主诉口渴，其他症状也可提示他们需要摄入更多的液体，包括：

- 口腔、喉咙、舌头、嘴唇和牙龈干燥。
- 皮肤干燥。
- 过度饥饿或食欲不振。
- 头晕眼花、平衡障碍（尤其是站的时候）。
- 疲劳和虚弱。
- 便秘。
- 尿颜色变深。

■ 口渴可能的原因是什么？

很多疾病会引起口渴。有些疾病比较严重，但大多数疾病是可以治疗的，口渴的症状随之逆转。例如：

- 糖尿病。
- 甲状腺疾病。
- 药物副作用。

- 腹泻。
- 过度出汗。

有时老年人口渴感觉不明显，使他们更容易脱水。有些老年人严重脱水，可能还不觉得口渴。脱水的征象包括：

- 站立时头晕。
- 嘴唇干裂。
- 吞咽困难。
- 食欲减退。
- 禁饮。
- 跌倒或身体失衡。
- 疲劳或迟钝。

■ 如果发现老年人口渴加剧，该做什么？

你的重点是收集并记录观察到的信息，有助于保健医生尽快查明病因并及时治疗。本部分结尾附有一张信息收集表，请结合其他工作人员或与老年人关系密切的人提供的信息，填写这张信息表，并与机构经理/督导一起讨论下一步的方案。

- 如果老年人口渴已经由医务人员评估过，并且未发生改变，请带上信息表，同机构经理/督导一起讨论管理口渴的方案。
- 如果老年人口渴是新近出现的，出现频率增多或医务人员尚未评估，请通知保健医生老年人口渴情况，并在下次就诊时带上信息表。

· 还可以向谁寻求帮助 ·

Aging and Disability Resource Center（see Resources section of this Manual）.
http://www.dhs.wisconsin.gov/ltcare/adrc/customer/adrccontactlist.pdf

· 相关资源 ·

Medline Plus. Excessive thirst.
http://www.nlm.nih.gov/medlineplus/ency/article/003085.htm

信息收集表：口渴		
如果老年人过度口渴，请填写这张信息表，协助收集资料，为医生提供有用的信息。		
收集的信息	是 / 否	观察：询问其他信息提供者（如轮班工作人员 / 家庭成员）
老人有无频繁口渴的症状？具体症状是什么		
这些症状是新出现或与以往不同		
首次发现频繁口渴是什么时候		
老人饮食饮水是否改变？老人食欲是否改变		
老人是否出现恶心或呕吐		
老人小便次数增多或减少		
尿液颜色有无改变（变深或变浅）		
老人是否腹泻或拉稀便		
老人是否出现便秘		
老人是否出现睡眠增多或睡眠障碍		
近期老人是否加用新药或是改变用药剂量		
老人是否出现食欲减退、吞咽困难、液体摄入量减少		
近期老人是否跌倒或受伤		
老人姓名： 工作人员姓名： 审阅时间： 下一步计划：		

十五、尿 频

尿频让人非常沮丧，常被误认为是老化的正常改变。尿频可导致许多后果，包括：

- 睡眠中断导致的长期疲劳。
- 匆忙上洗手间造成跌倒。
- 退出重要的活动。
- 回避朋友。
- 不愿离开家。
- 担心能否快速找到洗手间。
- 令他人不耐烦。
- 因弄脏衣裤感到尴尬。

■ 尿频可能的原因是什么？

有许多原因会引起尿频。有些原因是轻微的、可逆转的；有些原因是严重的但也是可以逆转的；有时尿频是一种慢性疾病。总之，大多数尿频的原因是可治疗的，尿频症状随之逆转。尿频常见的原因：

- 糖尿病。
- 前列腺增生。
- 尿路感染。
- 药物副作用。
- 膀胱功能失调。

■ 如果发现老年人尿频，该做什么？

你的重点是收集并记录观察到的信息，有助于保健医生尽快查明病因并及时治疗。本部分结尾附有一张信息收集表，请结合其他工作人员或与老年人关系密切的人提供的信息，填写这张信息表，并同机构经理／督导一起讨论下一步的方案。

- 如果老年人尿频症状已经由医务人员评估过，并且未发生改变，请带上信息表，与机构经理／督导一起讨论管理尿频症状的方案。
- 如果老年人的尿频是新近出现的，出现频率增多或是医务人员尚未评估，请通知保健医生，并在下次就诊时带上信息表。

· 还可以向谁寻求帮助 ·

Aging and Disability Resource Center（see Resources section of this Manual）.
http://www.dhs.wisconsin.gov/ltcare/adrc/customer/adrccontactlist.pdf

· 相关资源·

Frequent and Urgent Urination. Medline Plus.
http://www.nlm.nih.gov/medlineplus/ency/article/003140.htm
Bladder Health: What Health Ministers Need to Know.
http://www.hhs.gov/sites/default/files/bladder-health-minister-guide.pdf
膀胱过动症. 台湾泌尿科医学会.
http://www.tua.org.tw/editorial/index_info.asp?editorial_id=17

信息收集表：尿频		
如果老年人出现尿频，请填写这张信息表，协助收集资料，为医生提供有用的信息。		
收集的信息	是 / 否	观察：询问其他信息提供者（如轮班工作人员 / 家庭成员）
老人每天小便几次		
首次发现尿频是什么时候		
老人的尿液有无异味或臭味		
尿频持续发生还是在特定的时间内发生（如夜间或白天特定的时间）		
老人是否夜间起床如厕？若是，每晚几次？多久一次		
老人每次排尿量很多还是很少		
老人食欲是否改变？如何变化		
老人有无其他方面的变化（如疲乏、疼痛、易怒等）		
老人是否发热		
老人用药是否改变？是否加用新药或是改变用药剂量		

老人姓名：
工作人员姓名：
审阅时间：
下一步计划：

十六、尿失禁

尿失禁是指排尿失控，尿液不自主地流出。尿失禁是一种常见健康问题，在男女老少群体中均可发生，但老年人群最为常见，尤其是老年女性。尽管尿失禁是老年人的常见健康问题，但并不是老化的正常改变。尿失禁干扰老年人的生活，影响其生活质量。但老年人的生活不必伴随尿失禁。对大多数人来说，尿失禁是可以改善的。尿失禁也可能是严重疾病的潜在症状。因此，评估尿失禁是很重要的。

尿失禁类型：

· 急迫性尿失禁是指出现突然的、极强烈的尿意，且无法控制或终止排尿。常见的诱因是流水声、洗手或寒冷天气外出。一旦发生急迫性尿失禁，患者可能很快出现尿失禁，也可能在去卫生间的途中尿液缓慢流出。急迫性尿失禁患者白天需要频繁使用卫生间，有时夜晚也需要。

· 压力性尿失禁是指在咳嗽、打喷嚏、大笑或运动等腹部压力突然增加时，尿液不自主地渗漏。

· 混合性尿失禁是指急迫性尿失禁和压力性尿失禁同时并存。

· 膀胱过度活动症是指突然出现极为强烈的尿意，在还没有到达卫生间时，尿液可能已经排出。该类型老年人在白天和夜间需要频繁上厕所。

· 充溢性尿失禁是指膀胱充盈，尿液从尿道口溢出。

· 功能性尿失禁常发生在老年人无法到达卫生间时。有时是疾病造成的，如关节炎；或膀胱没有器质性改变，仅仅由于环境因素导致老年人无法到达卫生间。

■ 尿失禁可能的原因是什么？

尿失禁的原因很多。有些老年人出现尿失禁的原因可能是单一的，但大多数老年人发生尿失禁的原因是多方面的。可能的原因包括：

· 尿道感染、膀胱感染或肾脏感染。

· 肥胖或超重。

· 咖啡因。

- 酒。
- 前列腺增生或前列腺手术史。
- 前列腺放射治疗。
- 便秘或大便嵌塞。
- 尿道括约肌松弛。
- 疾病因素，如糖尿病、脑卒中、心脏病、痴呆、帕金森病、椎管狭窄等。
- 药物因素，如抗高血压药、抗精神病药、利尿剂、止痛药等。

■ 如果发现老人尿失禁，该做什么？

　　收集信息并提供给保健医生，有助于尿失禁病因的诊断和及时治疗。本部分结尾附有一张信息收集表，请结合其他工作人员或与老年人关系密切的人提供的信息，填写这张信息表，与机构经理／督导一起讨论下一步的方案。

- 如果老年人的尿失禁已经由医务人员评估过，且未发生改变，请带上信息表，与机构经理／督导一起讨论协助老年人管理尿失禁的方案。
- 如果老年人的尿失禁是新近出现的，出现频率增多或加重，或医务人员尚未评估，请通知保健医生，并在下次就诊时带上信息表。

· 还可以向谁寻求帮助 ·

National Association for Continence. 1–800–BLADDER or 1–843–377–0900
http://www.nafc.org
Aging and Disability Resource Center (see Resources section of this Manual)
http://www.dhs.wisconsin.gov/ltcare/adrc/customer/adrccontactlist.pdf

· 相关资源 ·

Urinary Incontinence. National Institute on Aging.
http://www.nia.nih.gov/health/publication/urinary-incontinence
Urinary Incontinence. American Geriatrics Society.
http://www.healthinaging.org/aging-and-health-a-to-z/topic：urinary-incontinence/
What I Need to Know About Bladder Control for Women. National Institute of Diabetes and Di-gestive and Kidney Disease.
http://kidney.niddk.nih.gov/KUDiseases/pubs/bcw_ez/bcw_508.pdf
Your Daily Bladder Diary. National Institute of Diabetes and Digestive and Kidney Disease.
http://kidney.niddk.nih.gov/KUDiseases/pubs/diary/diary_508.pdf
尿失禁病患护理评估 . 台湾尿失禁防治协会
http://www.tcs.org.tw/editorial/disease/index_info.asp?hea_id=676
最新排尿障碍治疗手册 . 排尿障碍治疗中心
http://www.tzuchi.com.tw/file/DivIntro/urinecenter/cteach1.htm

信息收集表：尿失禁		
如果老年人出现尿失禁，请填写这张信息表，协助收集资料，为医生提供有用的信息		
收集的信息	是/否	观察：询问其他信息提供者（如轮班工作人员/家庭成员）
老人是否漏尿		
漏尿给患者带来多大的困扰		
老人漏尿是否让他不安？若是，这给老人造成负担吗		
老人漏尿次数（一天多次，一周数次，一个月数次）		
每次漏尿的量是多少（具体描述：茶匙、杯等）		
老人夜间是否需起床排尿？若是，多久时间一次		
何时漏尿？在去卫生间的途中、睡眠中还是大笑或咳嗽时？请列出所有情况		
尿液的气味或颜色是否异常		
在无人帮助的情况下，老人能否使用卫生间		
老人是否步行困难？老人是否因关节炎或肌无力而难以快速如厕		
老人是否饮用含咖啡因的饮料如咖啡等（请列出种类、数量和每天的饮用次数）		
老人是否服用止痛药、抗抑郁症或抗高血压药		
老人是否患糖尿病、脑卒中、痴呆、帕金森病或心脏病		
男性老年人有无前列腺问题？其排尿时间是否延长？他是否行前列腺手术或治疗		
老人是否便秘		
老人姓名： 工作人员姓名： 审阅时间： 下一步计划：		

十七、便　秘

便秘是老年人常见的症状。虽然便秘与饮食、运动密切相关，但有些重症疾病也会引起便秘，需要进行治疗。便秘有多种表现形式：

· 粪便干硬呈块状。

· 粪便量过少。

· 排便困难或排便用力。

· 排便次数减少（比自己正常排便的次数少）。

· 排便不完全。

· 粪便嵌塞无法排出。

· 有时需要用手指从直肠人工取便。

■ 便秘的可能原因有哪些？

· 营养不良和食物摄取不足。

· 频繁使用或滥用缓泻剂。

· 液体和纤维摄入不足。

· 药物可能会引起便秘，如大多数的止痛药，一些抗组胺类的药物（治疗过敏的药物），解痉药（治疗肌肉痉挛和癫痫的药物），抗抑郁药物（治疗抑郁症的药物），抗精神病的药物（治疗焦虑症或其他精神病的药物），铁剂，抑酸药（治疗胃酸分泌过多的药物），降压药（治疗高血压的药物）。

· 由于牙齿、牙龈、口腔等状况不佳引起的咀嚼困难。

· 缺乏体力活动。

· 抑制便意，导致便意减弱。

· 生活方式或生活规律改变，如出门旅行、搬迁到新地方等。

· 排便时出现疼痛如痔疮，导致患者畏惧排便。

· 疾病因素如糖尿病、多发性硬化、脊髓损伤、帕金森病、肠道易激综合征或甲状腺功能减退等。

有些便秘的原因是单一的，但大多数便秘是由多种原因造成的。药物是引起便秘的常见原因，因为许多药物都会减慢消化速度。若老年人必须服用有便秘副作用的药物时，便秘就成为一个长期的棘手问题。调节饮食和运动是治疗慢性便秘的有效方法，有时也需要其他辅助措施。要避免长期使用缓泻剂，以防造成药物依赖，加重便秘。

■ 如果发现老年人便秘，该做什么？

最重要的是收集并记录观察到的信息，有助于医务人员尽快找出病因并及时治疗。本部分结尾附有一张信息收集表，根据与老年人关系密切的人及其他工作人员提供的信息，填写这张表格，并同你的经理/督导一起讨论下一步的方案。

· 如果医生已评估过老年人的便秘问题，且近期便秘情况没有发生改变，请带上信息表与经理/督导一起讨论促进患者舒适、预防并发症的方案。

· 如果便秘是新近出现的，出现频率增加、便秘加重或医务人员尚未评估过，请通知医生，并在下次就诊时带上信息表。

· 还可以向谁寻求帮助 ·

Aging and Disability Resource Center (see Resources section of this Manual) .
http://www.dhs.wisconsin.gov/ltcare/adrc/customer/adrccontactlist.pdf

· 相关资源 ·

What I Need to Know About Constipation. National Institute of Diabetes and Digestive and Kidney Dis-ease.
http://digestive.niddk.nih.gov/ddiseases/pubs/constipation_ez/constipation.pdf
Constipation. Medline Plus.
http://www.nlm.nih.gov/medlineplus/constipation.html
Concerned About Constipation? National Institute on Aging.
http://www.nia.nih.gov/sites/default/files/concerned_about_constipation.pdf
Constipation. Mayo Clinic.
http://www.mayoclinic.com/health/constipation/DS00063
中国慢性便秘诊治指南 . 中华消化网 .
http://www.csge.org/cn/index.php?m=content&c=index&a=lists&catid=9

信息收集表：便秘		
若老年人出现便秘，请填写这张信息表，协助收集资料，为医生提供有用的信息。		
收集的信息	是 / 否	观察：询问其他信息提供者（如轮班工作人员/家庭成员）
老人是否排便困难		
老人是否需要用力排便		
老人有无胃痉挛		

收集的信息	是 / 否	观察：询问其他信息提供者（如轮班工作人员 / 家庭成员）
粪便的外观如何？坚硬、结块、量少、黑便		
粪便中是否带血？血量多少		
这种状况是否新近出现的		
首次发现这种改变是什么时候		
老人多久排便一次？一天排便的量有多少？一周呢		
老人饮食是否与过去不同？食物的种类或数量呢		
他（她）常规的饮食是什么		
他（她）每天液体摄入量是多少		
他（她）咀嚼是否良好		
若不是，是什么原因？是牙齿问题、牙龈问题、口腔溃疡还是义齿佩戴不当		
近期日常生活是否改变，如搬到一个新地方、新房屋、外出旅行或住院		
老人是否服用药物，如止痛药、抗抑郁、抗焦虑、抗精神病、抗过敏、抗高血压类的药物或者接受化疗？请列出所用的新药		
老人是否有其他疾病，如糖尿病、甲状腺功能减退、胃肠道疾病、帕金森病、脊柱损伤、肿瘤或脑卒中病史（若有，请列出）		
老人近期活动是否改变		
老人近期体重是否变化		
老人有无发热、虚弱、疲乏		
老人近期心境和行为是否改变？是否出现抑郁、紧张、好斗、意识混乱等		
老人是否出现疼痛的表现（表情痛苦、触痛、呻吟、坐立不安）		

老人姓名：

工作人员姓名：

审阅时间：

下一步计划：

十八、足部问题

随着年龄增长，老年人出现足部问题的可能性越来越大。常见的足部问题表现为肿胀、疼痛和发红。足部问题是慢性疼痛常见的原因，可以导致跌倒和重伤，甚至可能是严重疾病的首发症状。因此，要重视足部问题。常见的足部问题包括：

· 踇囊炎。

· 鸡眼。

· 足底筋膜炎。

· 骨折。

· 真菌感染。

■ 足部问题可能的原因是什么？

足病是相当痛苦的，但常可有效治疗。根据严重程度不同，足病治疗方式有所差异。上述足病的治疗方式直接针对足部。有些足病，如踇囊炎，可能需要外科手术治疗。另一些足病，如足底筋膜炎、骨折的治疗要点是保护受创区域，创造恢复条件。鸡眼或真菌感染往往未经治疗或者采用非处方药治疗。足部问题也可能成为严重疾病的症状，如：

· 心脏病。

· 糖尿病和血管性疾病。

· 痛风导致踇趾（或其他关节）的疼痛和肿胀。

· 关节炎。

上述疾病后果更严重，需要及时治疗。心脏疾病引起的足部肿胀并不痛，但可能是心脏病恶化的征兆。若肿胀加重，应立即向保健医生报告。

■ 如果发现老年人足部肿胀、疼痛、发红，该做什么？

你的重点是收集并记录观察到的信息，有助于保健医生尽快查明病因并及时治疗。本部分结尾附有一张信息收集表，请结合其他工作人员或与老年

信息收集表：足部问题		
如果老年人出现足部问题，请填写这张信息表，协助收集资料，为医生提供有用信息。		
收集的信息	是 / 否	观察：询问其他信息提供者（如轮班工作人员 / 家庭成员）
请描述足部问题		
足部是否肿胀？若是，白天或夜晚是否发生变化		
什么时候肿得最厉害？活动是否能改变肿胀状况		
老人是否异常疲倦或出现其他新问题？请描述		
老人夜间是否平躺困难或需用更多的枕头		
老人是否咳嗽或呼吸时伴咔咔声		
老人有无心脏病史		
近期老人是否感觉胸部或肩部不舒适或疼痛		
老人活动是否存在困难，是否赶不上他人		
老人是否出现脚痛？脚痛是持续性的还是间断性的		
疼痛有多严重		
什么因素能加重疼痛或缓解疼痛		
老人近期是否受伤或跌倒		
这种情况出现前，老人是否在做不同于平常的事？请描述		
老人是否出现其他部位疼痛或肿胀		
你是否看见老人的足部、脚趾、指缝、脚底、足后发红？触诊这些部位有无疼痛		
白天或夜间老人足部发红现象是否波动？若是，与什么相关		
老人食盐摄入量是否增多？请描述饮食中的其他变化		
近期老人用药是否改变		
老人姓名： 工作人员姓名： 审阅时间： 下一步计划：		

人关系密切的人提供的信息，填写这张信息表，并同你的经理／督导一起讨论下一步的方案。

· 如果老年人的足部问题已经由医务人员评估过，并且未发生改变，请带上信息表，同你的经理／督导一起讨论协助老年人管理足部问题的方案。

· 如果足部问题是新近出现的，发生改变，出现频率增加或医务人员尚未评估，请通知医生老年人足部情况，并在下次就诊时带上信息表。

· 还可以向谁寻求帮助 ·

American Diabetes Association. 1–800–DIABETES（800–342–2383）.
http://www.diabetes.org
Aging and Disability Resource Center（see Resources section of this Manual）.
http://www.dhs.wisconsin.gov/ltcare/adrc/customer/adrccontactlist.pdf

· 相关资源 ·

Foot Health. American Podiatric Medical Association.
http://www.apma.org/learn/FootHealthList.cfm?navItemNumber=498
Foot Complications. American Diabetes Association.
http://www.diabetes.org/living-with-diabetes/complications/foot-complications/
糖尿病足的养护. 中国糖尿病协会.
http://www.zhtnbxh.org/ArticleListC_5638.aspx

十九、跌倒和步行困难

随着进入老年阶段，步行可能越来越困难，但是不管年龄多大，跌倒都不是正常的现象。要仔细评估老年人步行改变的情况。如果可能由潜在的疾病引起的，需要进行治疗。锻炼常常可以改善步行能力。步行困难表现为多种形式，例如：

· 步行速度慢。

· 步态不稳。

· 步行时伴有疼痛。

· 平衡丧失。

· 跛行。

· 拖着脚走。

步行困难可能是潜在疾病的症状，妨碍了社交活动，更重要的是任何类型的步行困难都会增加跌倒的风险。

■ 步行困难可能的原因是什么？

· 平衡差。
· 耳部感染。
· 头晕。
· 视力差。
· 足部问题。
· 鞋子不合适。
· 环境杂乱。

跌倒有时由步行困难引起，有时由其他原因引起。不同的原因导致的跌倒表现各异。例如，心脏病引起的跌倒和失衡导致的跌倒大相径庭。

■ 跌倒的其他原因有哪些？

· 起身太快（直立性低血压）。
· 药物副作用（很常见）。
· 全身无力。
· 心脏病。
· 脑卒中。
· 癫痫。

■ 如果发现老年人步行困难，该做什么？

如果老年人跌倒受伤、意识丧失、大小便失禁、意识混乱或头部遭到撞击，按照你所在机构的紧急救援程序进行处理。你的重点是收集并记录观察到的信息，有助于保健医生尽快查明病因并及时治疗。本部分末尾附有信息收集表，请根据与老年人关系密切的人及其他工作人员提供的信息，完成这张表格，并同经理／督导一起讨论下一步的方案。

· 如果老年人跌倒或行走困难的情况已经由医务人员评估过，并且近期没有发生改变，请带上信息表与经理／督导一起讨论预防跌倒的措施。

· 如果老年人跌倒或行走困难是新近出现的，出现频率增加或医务人员尚未进行评估，请通知医生跌倒情况，并在下次就诊时带上信息表。

· 还可以向谁寻求帮助 ·

Aging and Disability Resource Center (see Resources section of this Manual）.

http://www.dhs.wisconsin.gov/ltcare/adrc/customer/adrccontactlist.pdf

Stepping On. 1–608–243–5690 http://wihealthyaging.org/stepping-on

Sure Step. 1–608–243–5690 http://wihealthyaging.org/sure-step

· 相关资源 ·

Falls Prevention. American Geriatrics Society.

http://www.healthinaging.org/aging-and-health-a-to-z/topic：falls/

What are ways to prevent falls and fractures? National Institutes of Health.

http://www.niams.nih.gov/Health_Info/Bone/Osteoporosis/Fracture/prevent_falls_ff.asp

Check for Safety: A Home Fall Prevention Checklist for Older Adults. Centers for Disease Control and Prevention.

http://www.cdc.gov/HomeandRecreationalSafety/pubs/English/booklet_Eng_desktop-a.pdf

Registered Nurses' Association of Ontario.

http://rnao.ca/bpg/guidelines/prevention-falls-and-fall-injuries-older-adult

Home Safety Tips for Older Adults. American Geriatrics Society.

http://www.healthinaging.org/resources/resource：home-safety-tips-for-older-adults/

Falls Prevention. Mayo Clinic.

http://www.mayoclinic.com/health/fall-prevention/HQ00657

中国医学会骨科学分会 . 预防跌倒指南更新 .

http://www.coachina.org/news_show.jsp?id=40.html

《老年人预防跌倒手册》. 上海市预防医学研究中心 .

http://www.scdc.sh.cn/b/13354.shtml

信息收集表：跌倒和步行困难		
如果老年人出现跌倒或步行困难，请填写这张信息表，协助收集资料，为医生提供有用的信息。		
收集的信息	是 / 否	观察：询问其他信息提供者（如轮班工作人员 / 家庭成员）
你是否注意到老人步行方式发生改变		
首次发现这种改变是什么时候		
他人是否发现这种改变（如其他工作人员、家人或老人）		
自从首次发现至今，老人步行困难是否发生改变？若是，如何改变		
老人以前是否有这个问题？若有，采取了哪些措施		
老人抬脚是否困难		

收集的信息	是/否	观察：询问其他信息提供者（如轮班工作人员/家庭成员）
老人近期行为、活动、情绪、能力是否发生改变		
老人是否服用新药		
老人是否发生跌倒？若有，跌倒频率		
如果老人已发生跌倒，是否有人看到老人跌倒？若有，老人倒地速度快吗		
老人跌倒时是否有时间试图阻止跌倒		
老人跌倒时是否受伤		
老人是否刚从座位起身就跌倒了		
老人跌倒前是否被东西绊到		
跌倒的时间、地点、活动是否有规律		
老人是否不止一次跌倒		
老人跌倒时或跌倒后是否出现大小便失禁		
老人的鞋子是否合适		
老人足部是否出现疼痛或皮肤发红		
老人是否跛行或偏侧走路		
老人近期是否加用新药？药物的剂量是否发生变化		
老人是否出现疼痛的表现（表情痛苦，触痛，跛行，呻吟，坐立不安）		

老人姓名：
工作人员姓名：
审阅时间：
下一步计划：

二十、体重增加

如果个体摄入的热量超过身体所需或消耗，体重就会增加。随着年龄增大，新陈代谢减慢，若没有减少进食量或增加运动量，体重很可能增加。然而，体重增加也可能提示身患严重疾病，如液体潴留或甲状腺问题。

如果老年人体重增加缓慢或更换照顾者，体重增加可能被忽视。体重增加的征兆包括：

- 衣服变紧。
- 皮带档变松。
- 经常感觉疲乏。
- 活动减少。
- 关节酸痛。
- 食欲改变。

■ 体重增加可能的原因有哪些？

有许多疾病会引起体重增加，可能是轻微的，也可能是严重的。引起体重增加的许多疾病是可以治疗的。例如以下疾病：

- 甲状腺疾病（甲状腺功能减退）。
- 心脏病。
- 抑郁症。
- 药物副作用或用药改变。
- 充血性心力衰竭。

■ 体重增加最常见的原因

- 吃得太多而运动太少。
- 新陈代谢减慢。

■ 如果发现老年人体重增加，该做什么？

你的重点是收集并记录观察到的信息，有助于保健医生尽快查明病因并及时治疗。本部分结尾附有一张信息收集表，请结合其他工作人员或与老年人关系密切的人提供的信息，填写这张信息表，并同机构经理／督导一起讨论下一步的方案。

- 如果老年人的体重增加已由医务人员评估过，且未发生改变，请带上信息表，同机构经理／督导一起讨论管理体重的方案。

· 如果老年人的体重突然增加，或医务人员尚未评估，请通知初级保健医生，并在下次就诊时带上信息表。

信息收集表：体重增加		
如果老年人出现体重增加，请填写这张信息表，协助收集资料，为医生提供有用的信息。		
收集的信息	是／否	观察：询问其他信息提供者（如轮班工作人员／家庭成员）
老人体重增加了多少		
老人活动量是否减少（若不确定，观察老人衣服是否变紧）		
体重增加的速度有多快		
体重是波动还是平稳增加		
老人食量是否增加		
老人呼吸是否困难		
老人是否频繁排尿		
老人排尿次数是否减少		
老人足部和小腿是否肿胀或虚胖		
近期老人是否感觉疲劳或迟钝		
老人是否睡眠增多或睡眠障碍		
老人睡觉时是否采取端坐位或用几个枕头（这提示严重的疾病）		
老人是否食欲改变或吞咽困难		
老人是否加用新药或改变用药剂量		
最近老人是否跌倒或受伤		
近期老人的生活有无变化（如搬家、住院、爱人去世等）		
老人姓名： 　工作人员姓名： 　审阅时间： 　下一步计划：		

·还可以向谁寻求帮助·

Aging and Disability Resource Center (see Resources section of this Manual).
http://www.dhs.wisconsin.gov/ltcare/adrc/customer/adrccontactlist.pdf

·相关资源·

Weight Control. Medline Plus.
http://www.nlm.nih.gov/medlineplus/weightcontrol.html
肥胖与超重．中国抗癌协会．
http://www.caca.org.cn/system/2009/01/04/010019330.shtml
肥胖防治新概念．中国科学院．
http://www.cas.cn/kxcb/kpwz/201105/t20110520_3137339.shtml

二十一、体重减轻

无意识体重减轻是指非人为因素，如节食、锻炼等导致的体重减少。

■ 无意识体重减轻可能的原因有哪些？

有时人们刻意减轻体重；有时环境改变引起体重减轻；有时某些疾病引起体重减轻。事实上，体重减轻往往是疾病的先兆。有些疾病会引起体重减轻，包括：

- 甲状腺疾病（甲状腺功能亢进）。
- 肠道疾病。
- 感染。
- 癌症。
- 抑郁症。
- 吞咽障碍。

■ 如果发现老年人体重减轻，该做什么？

你的重点是收集并记录观察到的信息，有助于保健医生尽快查明病因并及时治疗。本部分结尾附有一张信息收集表，请结合其他工作人员或与老年人关系密切的人提供的信息，填写这张信息表，并同机构经理／督导一起讨论下一步的方案。

- 如果老年人体重减轻已经由医务人员评估过，且未发生改变，请带上信息表，同机构经理／督导一起讨论管理体重的方案。
- 如果老年人突然出现体重减轻或体重急剧减轻，或医务人员尚未评估，请通知保健医生，并在下次就诊时带上信息表。

信息收集表：体重减轻		
如果老年人体重减轻，请填写这张信息表，协助收集资料，为医生提供有用的信息。		
收集的信息	是／否	观察：询问其他信息提供者（如轮班工作人员／家庭成员）
老人体重减轻了多少？如果你不知道，观察老人的衣服是否变宽松或皮带用了新扣眼		
老人体重减轻是否由医务人员评估过		
老人体重是突然减轻还是缓慢、平稳减轻		
老人体重是否波动		
老人是否坐立不安或易怒？是否多汗		
老人是否出现咀嚼、吞咽困难或窒息		
近期老人是否腹泻、排稀便、血便？发生频率		
老人是否便秘		
老人食欲是否增加或减退		
老人是否出现不同往常的口渴		
老人睡眠是否增多或障碍		
近期老人是否加用新药或改变原药剂量		
近期老人的生活是否变化（如搬家、住院、爱人去世等）		
近期老人是否跌倒或受伤		
近期老人有无牙科问题，如口腔溃疡、义齿佩戴不合适等		
近期老人是否出现尿频或尿失禁		
老人姓名： 工作人员姓名： 审阅时间： 下一步计划：		

· 还可以向谁寻求帮助 ·

Aging and Disability Resource Center（see Resources section of this Manual）.
http://www.dhs.wisconsin.gov/ltcare/adrc/customer/adrccontactlist.pdf

· 相关资源 ·

Weight Loss in the Elderly: What's Normal and What's Not? Lewko M, Chamseddin A, Zaky M, Birrer Rb. Pharmacy and Therapeutics Journal.
http://www.formkit.com/ptjournal/fulltext/28/11/PTJ2811734.pdf
Unexplained Weight Loss. Mayo Clinic.
http://www.mayoclinic.com/health/unexplained-weight-loss/MY00713/DSECTION = causes
营养健康状况自我检视表 . 台湾长期照护专业协会 .
http://www.ltcpa.org.tw/public/download.html
成人体重判定 . 中华人民共和国国家卫生和计划生育委员会 .
http://www.nhfpc.gov.cn/zwgkzt/yingyang/201308/a233d450fdbc47c5ad4f08b7e394d1e8.shtml
中国食物与营养发展纲要（2014—2020 年）. 中华人民共和国国家卫生和计划生育委员会 .
http://www.nhfpc.gov.cn/jkj/s5877/201402/e0c27e00e4004aa39f3a24fbeb027fb3.shtml
膳食调查方法第 1 部分：24 小时回顾法 . 中华人民共和国国家卫生和计划生育委员会 .
http://www.nhfpc.gov.cn/zwgkzt/yingyang/201308/c40df4ed0e2d45d49fb0dd3aaac62312.shtml
膳食调查方法第 2 部分：称重法 . 中华人民共和国国家卫生和计划生育委员会 .
http://www.nhfpc.gov.cn/zwgkzt/yingyang/201308/6b24457cdacf4566be06c7a6c9d30002.shtml

第六章
常见疾病的认识与管理

老年人健康促进手册

照顾者指南

通过本章节认识老年人常见疾病的类型、警惕注意的内容、管理技巧、寻求帮助和资源。

一、帕金森病

帕金森病是一种引起震颤和躯体运动困难的脑部疾病。帕金森病患者会出现脸部和四肢不自主的震颤，导致行走和动作协调困难、语言障碍。

尽管震颤是常见症状，但并非每位患者都会出现。其他症状如下：

· 肢体僵硬（肌肉僵硬）。

· 面部表情呆板。

· 音调平淡。

· 行走失衡。

· 偶有慌张步态。

帕金森病无法治愈，且随时间恶化，患者平均预期寿命 15 年。

■ 如何治疗和管理帕金森病？

帕金森病药物治疗旨在恢复脑部化学物质的平衡。患者常常需要调整药物，所以发现药物无效时，与医生及时联系十分重要。职业疗法、物理疗法和语言治疗也是必要的。如果疾病管理不佳，则会出现以下情况：

· 跌倒。

· 感染。

· 呼吸困难。

· 窒息。

· 抑郁症。

· 日常生活能力丧失。

· 高血压。

■ 应该警惕什么？

如果老年人确诊为帕金森病，需要特别注意下列情况：

- 进食困难（详见"症状：窒息"）。
- 肌肉疼痛（详见"症状：疼痛"）。
- 行走困难（详见"症状：跌倒和步行困难"）。
- 难以完成日常生活活动（详见"症状：日常生活能力丧失"）。
- 震颤增加。
- 记忆困难（因为痴呆在帕金森病患者很常见）。
- 睡眠问题（详见"症状：睡眠障碍"）。

■ 如果你注意到……

老年人出现帕金森病相关的任何变化时，请及时告诉养老机构经理／督导联系医生。快速诊治有助于避免病情恶化，提高其生命质量。

■ 帕金森病管理技巧有哪些？

- 一些简单任务，如打开瓶盖、行走、穿衣和开门等，对于帕金森病患者而言都有困难。有一些设备可以帮助患者维持独立性。访问 http://www.aidsforarthritis.com 寻找有用的相关信息。在使用设备前需向保健医生或职业治疗师咨询。
- 如果患者言语障碍或难以执行任务，但未安排语言治疗、职业疗法或物理治疗，则可申请转诊。
- 帕金森病患者存在患高血压的风险。向营养师咨询如何安排饮食以降低风险。
- 便秘和尿失禁（详见"症状：尿频"）在帕金森病患者中很常见。如果患者出现频繁如厕、小便失禁或腹痛，请与养老机构经理／督导和保健医生探讨如何处理这些问题。

· 还可以向谁寻求帮助 ·

Aging and Disability Resource Center（see Resources section of this Manual）.
http://www.dhs.wisconsin.gov/ltcare/adrc/customer/adrccontactlist.pdf
American Parkinson Disease Association Information and Referral Center of Wisconsin.
1-608-229-7628.
http://www.wichapterapda.org/informationreferral.html
National Parkinson Foundation. 1-800-473-4636.
http://www.parkinson.org/

· 相关资源 ·

American Parkinson Disease Association Wisconsin Chapter Support Group List.
http://www.wichapterapda.org/support-groups.html
Parkinson's Disease Overview. National Parkinson Foundation.
http://www.parkinson.org/parkinson-s-disease.aspx
Parkinson's Disease. Senior Health. National Institutes of Health.
http://nihseniorhealth.gov/parkinsonsdisease/whatisparkinsonsdisease/01.html
中国帕金森病治疗指南（第三版）. 中华医学会神经病学分会帕金森病及运动障碍学
组 . 中华神经科杂志 .2014，43（6）：428–433.

二、脑卒中

脑卒中是由一部分大脑受损引起，又称为脑血管意外。脑卒中有两种类型，一种为脑部出血流入脑组织（出血性脑卒中），另一种为部分脑血流阻塞（缺血性脑卒中）。因为脑部受损的位置及严重程度不同，脑卒中会导致各种问题，如：

· 部分躯体无力或瘫痪（通常是一侧躯体）。
· 无法言语。
· 吞咽困难。
· 无法行走。
· 部分肢体无感觉。

许多情况会增加脑卒中发生概率，如：

· 未经治疗的高血压。
· 特定类型的心脏病。
· 脑动脉狭窄。
· 心脏节律改变（心律不齐或房颤）。

■ 如何管理脑卒中？

脑卒中患者有时会服用药物预防再度卒中。值得注意的是，脑卒中是可以预防的，及时治疗可将损害降至最低。

■ 应该警惕什么？

有时脑卒中发生前会有征兆。部分征兆只是一过性或短暂的：

· 视力改变、重影。

· 言语不清。

· 脸、胳膊、腿或一侧身体出现麻木、无力感。

· 平衡障碍、行走困难或头晕。

警惕这些征兆，及时寻求治疗，可以防止发生严重的或永久性的损坏，至少可以将损害降到最低。确保患者接受随访照护，坚持服用抗高血压药和心脏病药。

药物副作用：如果患者服用预防脑卒中的药物，请咨询医生或药剂师可能的副作用及观察与报告的重点。通常有多种药物可供选择，每个人对药物的反应不同，因此与保健医生沟通药物问题显得十分重要。

■ 脑卒中管理技巧有哪些？

若患者参加康复锻炼，通常至少可以恢复部分功能。无法言语、无力或平衡功能障碍者应考虑康复锻炼，且早期锻炼很重要。

· 还可以向谁寻求帮助 ·

Aging and Disability Resource Center (see Resources section of this Manual) .
http://www.dhs.wisconsin.gov/ltcare/adrc/customer/adrccontactlist.pdf

· 相关资源 ·

Stroke. Senior Health. National Institutes of Health.
http://nihseniorhealth.gov/stroke/aboutstroke/01.html
中国脑血管病防治指南 . 中华医学会神经病学分会脑血管病学组 .
http://www.haodf.com/zhuanjiaguandian/bianguangmei_39587.htm
缺血性脑卒中诊断和诊疗质量控制 . 中华人民共和国国家卫生和计划生育委员会 .
http://www.nhfpc.gov.cn/zwgkzt/s9494/201209/50789d46eac944b09b0327b14db166e2.
shtml
脑卒中高危人群筛查和干预试点项目管理办法（试行）. 中华人民共和国国家卫生和计划生育委员会 .
http://www.nhfpc.gov.cn/jkj/s5878/201204/91fae6970ff141bc9818f7dfd5028677.shtml

三、谵妄

谵妄与痴呆非常相似，都会导致意识混乱、兴奋、痛苦、注意力无法集中或配合度下降。谵妄与痴呆不同之处在于：

- 由疾病原因导致但可逆转。
- 在数小时或数天内突然发作。
- 一天内常出现病情波动。
- 及时确诊并治疗可以治愈。

相比之下，痴呆病因不明，不可逆，发展缓慢，通常一天内不会出现病情进展。一旦出现意识混乱，要首先考虑谵妄。导致谵妄最常见的原因是药物副作用，也可能是由某些健康问题诱发的。例如：

- 甲状腺功能低下或亢进。
- 感染。
- 脱水。
- 血糖过高或过低。
- 听力问题。
- 跌倒或脑部受伤。
- 疼痛。

许多老年人住院期间出现谵妄，原因是多方面的，包括药物、治疗、疾病、对环境不熟悉等。医院工作人员常将谵妄误以为痴呆，导致无效治疗。最有效的方法是通过病因进行排除。医务人员不了解老年人，不知道他们的基本情况，易导致谵妄漏诊。因此，老年人住院时，照护人员需向医院提供老年人的基本信息，以免出现误诊、漏诊。

导致谵妄的常见药物：

- 止痛药。
- 镇静剂或抗焦虑药。
- 抗抑郁药。
- 类固醇。
- 麻醉药。
- 抗生素。

- 止痒药。

■ 如何治疗谵妄？

谵妄是一种很典型的急症表现，及时有效的介入治疗非常关键。最重要的是要明确导致谵妄的具体病因，同时对因治疗。如补液纠正脱水、抗感染治疗，停用导致谵妄的药物。

若及时诊断病因并进行治疗，谵妄可以完全治愈。任何治疗方面的延误，都可能影响康复。然而，即使通过治疗，有些症状还是会持续数周甚至数月，症状的改善及消失需要一些时间。

■ 应该警惕什么？

谵妄的典型症状是注意力不集中，其他表现也需引起警惕：
- 思维混乱。
- 定向困难。
- 感知觉丧失。
- 兴奋。
- 睡眠形态紊乱。
- 人格或情绪改变。

■ 如果你注意到……

老年人出现上述症状时，请及时告诉养老机构经理／督导联系保健医生。快速识别谵妄病因并进行治疗，有助于避免病情恶化，提高生活质量。

■ 谵妄管理技巧有哪些？

一旦确诊谵妄，就要开始治疗，可通过下列措施帮助老年人尽快康复：
- 提供安静、舒适、熟悉的环境。
- 不打断夜间睡眠。
- 避免任何压力。

· 还可以向谁寻求帮助 ·

Aging and Disability Resource Center (see Resources section of this Manual).

http://www.dhs.wisconsin.gov/ltcare/adrc/customer/adrccontactlist.pdf

· 相关资源 ·

Delirium. Medline Plus.

http://www.nlm.nih.gov/medlineplus/ency/article/000740.htm

Delirium. Mayo Clinic.

http://www.mayoclinic.com/health/delirium/DS01064

四、痴 呆

痴呆不是正常老化的现象，是一种影响大脑功能的慢性疾病，使患者出现异常行为，导致日常活动能力丧失。痴呆通常进行性发展，主要特征为记忆障碍、交流困难、性格改变以及执行思维和决策相关活动困难，如搭乘巴士、游戏和财务管理。

最常见的老年痴呆类型：

· 变性病性痴呆（功能缓慢丧失），包括阿尔茨海默病。

· 血管性痴呆，通常由于脑卒中时组织损伤引起，若伴未经治疗的糖尿病则病情进一步恶化，同时也与高血压有关。

· 两种痴呆类型并存。

通常在 65 岁以后出现痴呆症状。唐氏综合患者发展为痴呆的风险高于正常人群 2～3 倍，且较正常人群更早发生（一般在 40～50 岁之间）。通常情况下，患者被确诊痴呆还可存活近 10 年。

■ 如何治疗痴呆？

痴呆的治疗目标：

· 取得最佳的生理和心理功能。

· 识别和管理行为症状。

· 识别和处理其他可能使老年痴呆恶化的任何健康问题（例如糖尿病、高血压）。

虽然药物和其他治疗方法无法治愈或逆转老年痴呆，但有助于维持痴呆老年人的生活质量，提高他们和周围人员的安全。治疗方法包括：

- 药物治疗改善功能和认知。
- 药物治疗任何相关的抑郁症。
- 药物治疗任何相关的躁动。
- 改变居室或其他场所的物理环境，提高安全性和减少混乱。
- 使用记忆辅助工具。
- 避免压力。

如果痴呆不能够得到很好的管理，就会出现：

- 跌倒。
- 游荡或走失。
- 抑郁症。
- 紧张或混乱时，出现伤害自己和他人的行为。
- 强制性送入更具限制性的场所（如养老院）。
- 丧失社会关系和家庭关系。

■ 应该警惕什么？

一些智力障碍老年人无法告诉你哪里不舒服，因此，警惕常见痛苦体征及病情变化十分重要。如果老年人被诊断为痴呆，要特别注意观察以下情况：

- 日常生活困难（详见"症状：日常生活能力丧失"）。
- 在家中或其他活动场所被绊倒或跌倒的危险。
- 可能引起焦虑的新事物，如不同的社工和新入住老年人等。
- 进食困难或无法完成用餐。
- 大小便问题（找不到卫生间，药物副作用）。
- 药物副作用：治疗老年痴呆的药物潜在许多副作用，如呕吐、腹泻和体重减轻等。如果老年人服用治疗痴呆的药物，请咨询医生或药剂师可能的药物副作用，以及观察与报告的重点。有时可选用其他药物，且个体对药物的反应不同，因此与医生沟通药物问题十分重要。

■ 如果你注意到……

老年人出现上述任何症状，请及时告诉养老机构经理／督导联系保健医生。快速诊治有助于预防疾病恶化，维持良好的生活质量。

■ 痴呆管理技巧有哪些？

痴呆对老年患者、家人及照护者都极具挑战。重要的是，老年人身边的人员要接受痴呆健康教育，调整生活环境，以保证全体人员的生活质量和安全性。

· 嘈杂的环境／宽大的空间可能会导致混乱和压力。如果老年人去日间活动中心，告知工作人员若老年人开始变得混乱或激动时，应为其找到一个较小的、安静的房间。重要的是，要在老年人病情恶化之前，识别潜在的不舒适环境。

· 创建个人的记忆辅助工具（请参阅下面的参考资料）。

· 若出现照护者或居住场所变更时，要尽量缓慢过渡，保持一些老年人熟悉的物品和生活常规。

· 为老年人开展回忆疗法（见参考资料），鼓励家属与朋友参与此活动。当然其他人员在家中也可进行此项活动。

· 消除任何可能造成绊倒或坠落的危险，如地毯、绳索或轻巧的家具。

· 通过张贴标志指引老年人，如在房门上张贴老年人的照片，水龙头用不同颜色注明"冷"或"热"，浴室门上张贴卫生间的图片。

· 使用有效的沟通策略，比如交谈时，经常提到他／她的名字、直视他们、放慢语速、操作前向他们解释（如你要取餐叉帮他们切食物、协助他们如厕等）。

将任务分解为易于处理的各个部分（如，一次一小步）。

· 还可以向谁寻求帮助 ·

Alzheimer's Association. 1–800–272–3900.

http://www.alz.org

Alzheimer's Disease Education and Referral Center. 1–800–438–4380.

http://www.nia.nih.gov/alzheimers

Memory Clinic and WAI-Affiliated Dementia Diagnostic Clinic Network: diagnostic clinics that work to promote the early diagnosis and treatment of dementia and Alzheimer's disease. The clinics address concerns of people experiencing changes in memory, behavior or thinking skills as well as those who support them.

http://www.wai.wisc.edu/clinics/cliniclist.html

Alzheimer's & Dementia Alliance of Wisconsin. 1–888–308–6251.

http://www.alzwisc.org/

Aging and Disability Resource Center (see Resources section of this Manual).

http://www.dhs.wisconsin.gov/ltcare/adrc/customer/adrccontactlist.pdf

· **相关资源** ·

Down Syndrome and Alzheimer's Disease. Alzheimer's Association.

http://www.alz.org/dementia/downloads/topicsheet_downsyndrome.pdf

Dementia. Medline Plus.

http://www.nlm.nih.gov/medlineplus/dementia.html

Dementia Care Academy. Teepa Snow.

https://dementiacareacademy.com/static/resources.htm

Alzheimer's. Senior Health. National Institutes of Health.

http://nihseniorhealth.gov/alzheimersdisease/whatisalzheimersdisease/01.html

Caring for Someone with Alzheimer's. Senior Health. National Institutes of Health.

http://nihseniorhealth.gov/alzheimerscare/dailyactivities/01.html

Behaviors: What causes dementia-related behavior like aggression, and how to respond. Alzheimer's Association.

http://www.alz.org/national/documents/brochure_behaviors.pdf

Planning Guide for Dementia Care at Home: A Reference Tool for Case Managers. Alzheimer's Association-South Central Wisconsin Chapter, the Wisconsin Alzheimer's Institute and the Wisconsin Bureau of Aging and Long Term Care Resources, Division of Disability and Elder Services, Department of Health and Family Services.

https://www.dhs.wisconsin.gov/dementia/families.htm

Person-Directed Dementia Care Assessment Tool. A Guide for Creating Quality of Life and Successfully Refocusing Behavior For People with Alzheimer's Disease and Related Dementia In Long Term Care Settings. State of Wisconsin Department of Health and Family Services. Division of Disability and Elder Services.

https://www.dhs.wisconsin.gov/publications/p2/p20084.pdf

老年痴呆的照顾与护理指南 · 中国老年保健协会 ·

http://www.adc.org.cn/html/news/tpxw_1761.shtml

五、抑郁症

抑郁症是一种感到悲伤、忧郁和不快乐的情绪障碍。大部分人在某些时刻都会经历这种感受，但只是短暂性的。而抑郁症则是长时间经历这些感受，并且影响了日常生活。抑郁症可以发生在任何年龄段，包括老年人。

抑郁症状可以短期出现（持续几周），也可以是长期的（持续几年）；在程度上可能是轻微的也可能是严重的。不同个体的抑郁症表现各异，有些人表现为悲伤并有跌落谷底的感觉，而有些人却表现为烦躁和郁闷，出现攻击性或行为问题；也有些人出现情绪高涨和精力增加（如躁狂）。

■ 排除器质性病变

未经诊断的疾病引起的疼痛，会造成老年人出现抑郁。因此，排除疾病引起情绪的变化是很重要的。此外，部分药物副作用也会导致抑郁，所以发现抑郁症状时必须及时与保健医生沟通。

■ 应该警惕什么？

见表 6-1。

表 6-1　抑郁症状与行为类型

抑郁或烦躁	表情悲伤或没有表情，少笑，哭泣或泪流满面；也可能出现郁闷或生气，出现激动或攻击行为
兴趣减低	不想参加曾经喜欢的活动；大部时间独处；很少快乐的表现
食欲改变	进食过多或无饥饿感
睡眠问题	无法入睡、清晨早醒、睡得太多；看起来总是疲惫不堪
烦躁不安或行动缓慢	坐立不安 行为缓慢（言语减少或语速变慢；躯体活动减少）
疲　劳	出现疲惫感、拒绝体力活动 长时间坐着
无用感或愧疚感	有些老年人视自己为坏人；可能自我谴责，不切实际担心他人会对自己动怒，请求他人确认自己是好人
注意力难以集中或思维迟缓	容易分心，无法完成过去有能力完成的任务（如日常生活活动）；记忆力出现反复；被要求集中注意力参加活动时，会变得烦躁
谈论死亡	有些老年人可能经常谈论死亡或死者，甚至制造自伤或自杀的威胁

■ 如何治疗抑郁？

药物是治疗抑郁症的一种常用方法。常需数次尝试才能找到合适药物及恰当的剂量。此外，一些药物可能需要几个星期才能发挥药效及出现副作用。心理咨询（心理治疗）也是治疗抑郁症的有效方法。心理治疗涉及学习如何识别和改变行为、想法和感受，并寻求解决问题的应对方式。治疗抑郁症最有效的方式是药物治疗结合心理治疗；不常用的治疗方法包括光疗、饮食改变和中草药辅助治疗。

■ 抑郁症管理技巧有哪些?

· 药物：保证遵医嘱服药，常需要几周才能完全发挥药效。向医生咨询药物副作用及管理办法，未经医生许可不得私自停药。有些药物如不逐渐减量就会出现戒断症状。要了解药物的副作用，并向医生报告你所观察到的情况。

· 识别情绪模式：许多成年抑郁症患者在一天某时段感觉特别糟糕（通常在早晨）。尽量合理安排患者的日常活动，在他 / 她感觉最差时段，安排最少的任务。

· 分解任务：抑郁会使人觉得任务难以完成。将大的任务分解成小部分，并帮助老年人集中完成各小部分的任务。

· 缓解压力：压力可以使抑郁症恶化或置人于抑郁的危险中。识别导致压力的情境。想办法尽可能解决这些情境。帮助老年人了解如何应对挫折和愤怒也是同样的重要（如听音乐，数数一到十，专注于呼吸，与工作人员或朋友交谈）。环境稳定对老年人而言也是重要的，

· 如果环境出现不可避免的变化，如新来的照护者或是新入住的老年人，要帮助他们事先做好准备，逐渐适应这种变化。

· 运动：确保老年人定期运动。

· 营养：良好的饮食有助于健康和幸福。鼓励选择健康的食物，可向营养师或保健医生咨询饮食改变及添加辅食。

· 自然光：尽量让老年人每天到户外活动或晒太阳（如靠近窗口）。

· 保持活力：不论老年人疲惫、悲伤与否，鼓励其参加一些活动，如建立日常活动计划，鼓励起床、穿衣和保持适量的活动。

■ 如果你注意到……

老年人出现上述任何症状，请及时告诉养老机构经理 / 督导联系初级保健医生。快速诊治有助于避免病情恶化，提高其生命质量。

■ 其他管理技巧

你可以通过下列措施帮助老年抑郁症患者：

- 保证遵医嘱用药。
- 向医生了解药物的副作用。
- 尽量每天带老年人到户外晒太阳，或至少在太阳下坐一会儿（如在客厅靠近进窗户的地方）。
- 保证老年人定期运动。
- 协助老年人安排喜欢的事情，但不要勉强其做一些不情愿的事。
- 帮助老年人在养老机构与其他老年人积极互动。
- 帮助老年人找到自己喜欢的活动。
- 寻找类似音乐或活动等有助于减轻焦虑的办法。
- 环境稳定对老年抑郁患者是有益的，如果不可避免地发生一些变化（死亡、搬家、照护者的变换），一定要让他们有所准备，允许慢慢适应。
- 鼓励健康的睡眠和饮食习惯。
- 向保健医生或营养师咨询饮食改变或增加辅食，可能有助于抑郁症管理。

· 还可以向谁寻求帮助 ·

Central Wisconsin Center: Short Term Assessment Program (STAP). 1–608–301–9233.
http://www.dhs.wisconsin.gov/cwc/Services/stap/index.htm
National Institute of Mental Health. 1–866–15–6464.
http://www.nimh.nih.gov/health/topics/depression/index.shtml
National Alliance on Mental Illness. 1–800–950–6264.
http://www.nami.org
Mental Health America. 1–800–969–6642.
Mental Health America. 24 Hour Crisis Center Line 1–800–273–8255.
http://www.nmha.org
Aging and Disability Resource Center (see Resources section of this Manual).
http://www.dhs.wisconsin.gov/ltcare/adrc/customer/adrccontactlist.pdf

· 相关资源 ·

Torr, J. & Iacono, T. (2006). Depression in adults with intellectual disability: Depression checklist.
http://www.cddh.monash.org/research/depression/
Sleep Tips. Mayo Clinic.
http://www.mayoclinic.com/health/sleep/HQ01387
Depression in People with Intellectual Disabilities (UK). Sheila C Hollins.
http://www.intellectualdisability.info/mental-health/depression-in-people-with-intellectual-disabilities/
Depression in older adults. National Institutes of Health.
http://nihseniorhealth.gov/depression/aboutdepression/01.html
Depression in older adults. Mental Health America.

六、癫痫

癫痫是由脑神经元异常放电引起的。将近 50% 的癫痫患者伴有智力障碍。癫痫分为两大类：

· 部分或局灶性癫痫发作

· 全身性发作

■ 部分或局灶性癫痫发作

单纯性部分或局灶性癫痫发作

表现为运动性发作与抽搐，感觉异常，视、听、嗅觉异常，感知歪曲。癫痫发作时会出现潮红、刺痛或恶心。发作时意识清楚，可回忆发病过程。

复杂性部分发作

这种类型也被称为"精神运动性发作""颞叶癫痫发作"或"边缘叶癫痫发作"。发作前会出现令人警惕的先兆。通常情况下，这些先兆可能是一种熟悉的感觉（似曾相识）、恶心、感觉很热或刺痛、感知觉歪曲。这种类型癫痫发作者近半数对这些先兆没有印象。发作时，出现乱摸、无目的的动作，或自动症如咂嘴、整理衣服、漫无目的地走动或喃喃自语。约 75% 患者出现自动症。未出现自动症者则表现为动作停止、呆视和脑袋空白，一般持续几秒至几分钟。

■ 全身性发作

强直－阵挛发作

该类型过去被称为大发作。可从部分癫痫发作开始进而演变为全身发作；也可能一开始就出现突然意识丧失和肌肉僵硬，继而手臂和腿部有节奏地抽搐（阵挛性）。发作时患者出现双眼球上蹿，通常还发出尖叫，但不是因为疼痛而尖叫，是因为呼吸肌强烈收缩。气流通过紧闭的喉头而引起的。强直-阵挛发作一般持续 1~3 分钟。癫痫本身就是猝发疾病。发作结束时患者处于发作后状态，表现为呆滞、昏昏欲睡和迷糊，持续的时间长短不一。

注意：持续 5~10 分钟的强直-阵挛发作也是紧急事件，所以充分认识应对措施十分重要。

无张力性发作

该类型癫痫也称为跌落发作。发作时肌肉的肌张力降低，常常引起突然跌倒。患者可以戴头盔保护自己免受严重的伤害。

强直性发作

该类型癫痫是以背部、腿部及手臂肌肉僵硬为主要特征，会出现角弓反张，不会出现痉挛，但会引起跌倒。强直性发作经常在睡眠时发生，可能不会出现意识丧失。

肌阵挛发作

该类型主要为单独或连续成串出现的肌肉收缩，出现部位在手臂、颈部、脸部、肩膀，有时腿部也会出现抽搐。这种抽搐不一定有节律性。

失神发作

该类型过去也称为小发作。发作时两眼瞪视不动，持续几秒，还会出现眼睑颤抖伴有点头动作。失神发作持续时间很短，较复杂性部分发作恢复所需时间更短。

各类型癫痫发作时引发的风险各不相同。但是老年人各类型癫痫发作的风险是相同的，主要包括跌倒和抽搐引起的骨折、意识丧失导致的意外损伤、药物相互作用、不良反应，甚至猝死。此外，由于误吸和肺炎等原因，癫痫老年患者死亡率增高。

■ 如何治疗癫痫？

老年癫痫患者最常见的治疗方法是抗癫痫药物治疗、饮食及环境控制。若不予充分治疗会使认知功能受损，所以必须致力于减少癫痫发作持续时间与频率。

治疗老年人的癫痫需要良好的协调，并制订综合的照护计划，包括考虑其他并存的疾病、药物相互作用和不良反应的风险。要对治疗计划，包括药物管理，进行定期检查以保证其适用性。

■ 应该警惕什么？

如果为癫痫患者提供医疗服务，你要熟悉患者的个人史，才能识别病情变化。如上所述，癫痫发作有以下表现：
· 两眼瞪视。
· 暂时性意识混乱。
· 无法控制的痉挛动作。
· 知觉或意识丧失。
· 药物的副作用。

如果患者服用抗癫痫药物，请咨询医生或药剂师可能的药物副作用，以及观察与报告的重点。

· 由于不同类型癫痫应选择不同的药物，且患者可能同时服用其他药物，因此与初级保健医生交流药物相关问题很重要。

· 抗癫痫药物常常会降低骨密度，导致患者发生骨折。负重锻炼和服用维生素 D 和钙等有助于防止骨质密度损失，减少癫痫发作时导致的潜在伤害。

■ 如果你注意到……

老年人发生任何与自身状况有关的变化时，请及时告诉养老机构经理 / 督导联系保健医生。快速诊治有助于避免病情恶化，提高其生命质量。

■ 癫痫管理技巧有哪些？

癫痫的管理方法因其类型不同有所差异。主要目的是在癫痫发作期间保护患者的安全。

· 保持冷静，安抚其他老年人。
· 切勿按压抽搐的身体，如伴有痉挛，应清除区域内坚硬、锋利物品，防止患者跌倒造成头部创伤或其他部位的损伤。
· 如有可能，将患者身体转至一侧，防止呕吐时出现误吸。
· 切勿在口中放置任何东西，同时要防止舌后坠。
· 松开限制呼吸的衣服。
· 了解老年人的癫痫史，有助于认识癫痫发作的过程，识别及癫痫发作的变化，帮助你了解需要记录并向保健医生报告的病情。

· 守护在患者身边直到癫痫发作停止意识恢复。

· 及时记录每次发作的情况：

1）开始发作时间。

2）具体的发作表现。

3）发作的持续时间或结束时间。

4）若服用抗癫痫药物，记录给药时间及药物疗效。

如果怀疑患者可能受伤或需要医疗帮助时，请联系急诊服务或保健医生。

· 还可以向谁寻求帮助 ·

Epilepsy Resource Center of the Epilepsy Foundation.
Call our Toll-Free Hotline: 1–800–332–1000
Aging and Disability Resource Center（see Resources section of this Manual）.
http://www.dhs.wisconsin.gov/ltcare/adrc/customer/adrccontactlist.pdf

· 相关资源 ·

Epilepsy Foundation.
http://www.epilepsyfoundation.org/
National Institute of Neurological Disorders and Stroke.
http://www.ninds.nih.gov/disorders/epilepsy/epilepsy.htm
Seizures. Medline Plus.
http://www.nlm.nih.gov/medlineplus/seizures.html
Understanding Intellectual Disability and Health. Epilepsy.
http://www.intellectualdisability.info/physical-health/epilepsy–1
中国抗癫痫协会 .
http://4006700628.caae.org.cn/?action-dxzsone
农村癫痫防治管理项目管理办法（试行）. 中华人民共和国国家卫生和计划生育委员会 .
http://www.nhfpc.gov.cn/jkj/s5878/200804/d9905e106df5462f9d4293dc9e36a702.shtml

七、视力丧失

有许多原因会导致视力丧失。有些视力丧失是由于老化造成的，称之为老视，即无法看清近物，多见于 40 岁以上人群。眼镜有助于更容易看清楚近物，这类眼镜也被称为老花镜。许多眼部疾病虽不是老化所致，但在老年人群中的发生率偏高。有几种严重的眼部疾病需要治疗，包括：

· 白内障：晶状体出现浑浊，呈进行性恶化。单侧或双侧眼球均可能发生。

· 黄斑变性：中心视力受损，视物模糊、变形，视物呈褪色状，是致盲的最常见原因。

· 青光眼：眼内压升高。出现外周视力下降、怕光、对比度及暗适应能力下降，是致盲的主要原因。青光眼发病过程可快可慢，急性青光眼需紧急治疗。

· 糖尿病性视网膜病变：视物时出现斑片状阴影。

导致视力减退的其他原因包括：疲劳、感光过度（暂时性或可逆性的视物模糊）以及药物。不论何种原因引起的视力改变都不可忽视，否则病情可能加重，导致永久性视力丧失，影响生活质量。视力差会引起跌倒，成为护理机构的一大安全隐患。

■ 如何管理视力丧失？

视力下降治疗目标是既要保证老年人人身安全，又要维持高水平的生活质量。视力丧失的治疗方案取决于视力改变类型。由于老化导致的视力改变，只需佩戴眼镜，有时需要通过手术矫正视力。

■ 应该警惕什么？

若老年人被诊断为视力丧失或是存在导致视力丧失的问题，应警惕以下情况：

· 频繁跌倒（详见"症状：跌倒"）。

· 定向困难。

· 无法辨认熟悉的事物或人。

· 动作笨拙。

· 频繁揉眼。

· 头部歪斜。

■ 如果你注意到……

任何提示视力改变的情况，请及时告诉医生。快速诊治有助于避免病情恶化，有时可预防永久性视力丧失，提高其生命质量。

■ 视力丧失管理技巧有哪些?

· 不要对居家生活环境做不必要的改变。

· 提供足够的光线。

· 通过移动光源或关上窗户的遮阳物，减少灯光或阳光造成的眩光。

· 若老年人配有眼镜或其他视力辅助用具，确保在活动、进食、步行或阅读时佩戴上述物品。

· 必要时解释进食的食物及放置的位置。

· 鼓励听收音机、CD 及有声书籍。

· 去除环境中的障碍物，保障老年人的安全。

· 深度感觉丧失者上下台阶或楼梯都极具挑战。

· 确保楼梯有扶手。

· 每个阶梯前沿使用不同的颜色标记，如白色或黄色，有助于老年人看到每个台阶，避免踩空或跌倒。

· 去除阶梯上损坏的地毯。所有地毯必须紧贴地面，以防滑倒。

· 还可以向谁寻求帮助 ·

Aging and Disability Resource Center.

http://www.dhs.wisconsin.gov/ltcare/adrc/customer/adrccontactlist.pdf

· 相关资源 ·

Tips for Living with Low Vision. State of Wisconsin Department of Health Services. Division of Long Term Care. Office for the Blind and Visually Impaired.

http://www.dhs.wisconsin.gov/publications/P2/p23201.pdf

Creating A Comfortable Environment for People with Low Vision. American Foundation for the Blind.

http://www.afb.org/info/low-vision/living-with-low-vision/creating-a-comfortable-environment-for-people-with-low-vision/235.

Do you know someone with vision loss? Sight Connection.

http://www.sightconnection.org/wp-content/uploads/know-someone-with-vision-loss.pdf

Tips for Assisting People Who Are Blind Or Have Low Vision. Vision Australia.

http://www.visionaustralia.org/living-with-low-vision/family-friends-and-carers/tips-for-assisting-people-who-are-blind-or-have-low-vision

Cataract. Senior Health. National Institutes of Health.

http://nihseniorhealth.gov/cataract/whatisacataract/01.html

Low Vision. Senior Health. National Institutes of Health.

http://nihseniorhealth.gov/lowvision/lowvisiondefined/01.html

八、听力改变

耳朵有两个作用：听力和平衡。进入老年阶段，耳朵结构发生改变，效能降低，导致听力和平衡能力都发生了改变。外界声波传到鼓膜，导致中耳内的听小骨随着声音振动，耳内的神经将其传输到大脑。传导过程的任何一个环节出现问题都会引起听力的丧失。引起听力问题的常见原因如下：

· 耳道的堵塞（耵聍）。
· 耳道或中耳肿胀（耳部感染或过敏）。
· 鼓膜增厚或穿孔阻止振动传达到内耳。
· 向大脑传递声音信号的神经受损，接触过度噪声会增加发生可能性。
· 糖尿病或其他可影响神经传递声音的疾病。
· 头部损伤。
· 卒中。
· 药物不良反应。
· 老化。

老化引起的听力损失是正常的。事实上，大部分人随着年龄增长或多或少出现听力损失。这种正常的、与年龄相关的听力损失被称为老年性耳聋。当然，影响老年人听力的原因可能不止一个。听力损失，特别是突然发生时，往往需要医生或听力专家进行检查。耵聍导致耳道堵塞是可逆性听力损失最常见的原因之一，容易纠正。

与衰老相关的听力损失，大多数涉及传递信息至大脑的神经。老年性听力损失导致声音听不清。即使增大音量，也不能使声音变得更清晰。助听器对这类听力损失的作用有限。老年性耳聋患者高频声音尤其受影响，因此女性声音比男性更难以听清。智力障碍老年人听力问题的发生率很高。

耳部疾病的常见症状：

· 耳鸣。
· 头晕或失去平衡。
· 耳部疼痛。
· 耳内胀满感（耳道内的沉重或拥堵感）。

无论什么原因，听力改变不容忽视。听力损失对生活质量产生负面影响。听力损失者常出现抑郁和社交孤立。此外，由于听不见而显得茫然，有时甚至为被认为是痴呆患者。

■ 如何治疗管理听力问题？

听力问题治疗的目标是维持患者的生活质量和安全。具体治疗方案取决于听力改变的类型。

■ 应该警惕什么？

听力损失出现的症状包括：
- 社交孤立，不参与活动。
- 抑郁或困惑。
- 定向能力丧失。
- 平衡问题，跌倒增多。

■ 如果你注意到……

老年人出现上述与听力损失相关的改变时，请及时告诉养老机构经理／督导联系医生。快速诊治有助于避免病情恶化，提高其生命质量。

■ 听力损失管理技巧有哪些？

- 交流时减少背景噪声。
- 放慢语速，用比较低的音调。
- 避免喊叫。
- 若老年人佩戴助听器，要确保电池正常且每日使用。
- 在紧急情况（火灾等），一定要亲自通知患者，因为他们可能听不见警报铃声。
- 助听器很有用，但难以适应。刚开始佩戴时间不宜过长，以后逐渐延长。助听器会放大环境周围所有的声音，所以嘈杂的环境会让人不安。此时，常常会需要脱下助听器。

· 还可以向谁寻求帮助 ·

Aging and Disability Resource Center（see Resources section of this Manual）.
http://www.dhs.wisconsin.gov/ltcare/adrc/customer/adrccontactlist.pdf

· 相关资源 ·

National Institute on Deafness and Other Communication Disorders.
http://www.nidcd.nih.gov/

Communication Tips with People who are Deaf or Hard of Hearing. E-Michigan Deaf and Hard of Hear-ing People.
http://www.michdhh.org/hearing/comm_tips.html

Hearing Loss. Senior Health. National Institutes of Health.
http://nihseniorhealth.gov/hearingloss/hearinglossdefined/01.html

Communication Access for people who have communication disabilities: Guidelines and Resources on Communicating with People who have Communication Disabilities. Ministry of Community and Social Services.（Canada）.
http://www.mcss.gov.on.ca/documents/en/mcss/publications/accessibility/commAccessCommunicationDisabilities/Communication_Access_ENG.pdf

突发性聋的诊断和治疗指南（2005 年，济南）. 中华耳鼻咽喉头颈外科杂志，2006，05：325.

九、肺部疾病（肺、呼吸系统疾病）

　　肺部疾病有许多种类型，常见的有哮喘、慢性阻塞性肺疾病、肺气肿、感染（如流感、肺炎、肺结核）、肺癌、阻塞性睡眠呼吸暂停等。智力障碍老年人患阻塞性睡眠呼吸暂停的风险增加。睡眠呼吸暂停是指人们在睡眠过程中出现呼吸暂停的现象，睡眠呼吸暂停患者常常打鼾，但不是打鼾的人都会出现睡眠呼吸暂停。

　　每种疾病有其自身的特点，以下为肺部疾病共有的常见症状和体征。主要包括：

- 持续性咳嗽。
- 呼吸困难。
- 喘鸣或气喘吁吁。
- 咯血或咳痰（黏液）。
- 胸痛，吸气时加重。
- 在进食或饮水后出现窒息或咳嗽。

■ 如何治疗和管理肺部疾病？

肺部疾病的治疗目标：
- 尽可能预防疾病（戒烟，避免刺激物或哮喘促发因素、误吸或窒息）。
- 治疗肺部感染。
- 治疗肺部疾病，阻止或减慢肺部受损。
- 缓解症状，缓解呼吸，有时需要使用呼吸器和氧气。

如果肺部疾病未得到控制，则会导致永久性的肺损伤。

■ 应该警惕什么？

警惕呼吸困难的症状很重要，你应该注意：
- 突然发生呼吸短促或呼吸困难（属于紧急情况）。
- 嘴唇或手指末梢发绀。
- 呼吸比平时急促（指每分钟的呼吸次数）。
- 呼吸伴有杂音。
- 因呼吸问题无法参加锻炼或活动。

呼吸困难是十分可怕的，患者在任何时候出现呼吸变化，应立即就医。

药物副作用：如果患者服用治疗肺部疾病药物，请咨询医生或药剂师可能的副作用及观察与报告的重点。严格按照医嘱服药，药物效果更佳。

■ 如果你注意到……

老年人出现上述症状时，请及时告诉养老机构经理／督导联系医生。如果症状严重，启动你所在机构的紧急救援程序。快速诊治有助于避免病情恶化，提高其生命质量。

■ 肺部疾病管理技巧有哪些？

- 确保肺病患者接种流感和肺炎疫苗。
- 了解呼吸器、雾化器和供氧设备的正确使用方法。
- 帮助患者保存体力，职业疗法对此很有帮助。
- 帮助患者协调活动与休息时间。

- 鼓励细嚼慢咽，小口进食进水，避免误吸和窒息。

· 还可以向谁寻求帮助 ·

American Lung Association. 1–800–586–4872.
http://www.lung.org
Aging and Disability Resource Center（see Resources section of this Manual）.
http://www.dhs.wisconsin.gov/ltcare/adrc/customer/adrccontactlist.pdf

· 相关资源 ·

呼吸科临床指南 . 中华医学会呼吸分会 .
http://www.csrd.org.cn/cn/ppt_list.asp？id=1

十、高血压

　　高血压是常见的慢性疾病。有时被人们误认为是由于个体过度紧张造成的。一旦发现血压升高，就要进行治疗，至少要密切跟踪血压变化情况。因为高血压常常没有任何症状，所以观察与治疗显得特别重要。人们无法辨别何时血压高，何时血压低。你也无法通过观察辨别血压的高低。因为高血压患者常常没有症状，只能通过血压计测量。

　　成年人应定期筛查高血压。高血压的发病率随着年龄增加，但老年人出现高血压并非老化的正常改变。

■ 如何治疗高血压？

　　轻度高血压可通过饮食和运动治疗。重要的是，要与该领域的专家共同制订饮食和运动计划。只有一些类型的锻炼是有效的，而且需要持久的锻炼才见效。重要的是，开始新的运动项目前，要进行全面的医疗评估。饮食也有许多奥妙。营养师是指导降低血压饮食的最佳人选。单纯减轻体重也可能使血压降到正常范围。

　　严重高血压或对运动与饮食治疗无效的高血压，需采用药物治疗。抗高血压的药物很多，常常需要联合应用将血压控制在正常范围。

　　如果不予治疗，高血压则会导致：

- 心脏病发作。

- 脑卒中。
- 肾脏损害。

■ 应该警惕什么？

最值得注意的是药物副作用：
- 请咨询医生或药剂师可能的药物副作用及观察与报告的重点。
- 最值得注意的副作用是体位性低血压，因为它会引起跌倒或严重伤害。
- 另一个副作用是尿频，在晚上尤为严重，应向医生或药剂师咨询何时服药可以改善这种状况。

■ 如果你注意到……

老年人发生任何与高血压相关的变化时，请及时告诉养老机构经理 / 督导联系医生。快速诊治有助于避免病情恶化，提高其生命质量。

■ 高血压管理技巧有哪些？

- 观察药物的副作用。
- 确保按医嘱用药。
- 确保老年人在血压控制正常后仍有随访照护。
- 促进老年人舒适，维持活动，改善饮食等。
- 除非医生指示，否则不得停药。

· 还可以向谁寻求帮助 ·

Aging and Disability Resource Center（see Resources section of this Manual）.
http://www.dhs.wisconsin.gov/ltcare/adrc/customer/adrccontactlist.pdf
American Heart Association. 1-800-242-8721.
http://www.heart.org

· 相关资源 ·

高血压患者膳食指导 . 中华人民共和国国家卫生和计划生育委员会 .
http://www.nhfpc.gov.cn/zwgkzt/yingyang/201308/cce5017663e6457d98db7be683c36b4c.shtm
中国高血压防治指南（第三版）. 卫生部疾病控制局，高血压联盟（中国），国家心血管病中心 .
http://www.bjcdc.org/data/upload/2010gaoxueyafzzn.pdf

十一、心脏病

心脏病有许多类型，以下两种最为常见：

冠状动脉硬化性心脏病：心脏病最常见的类型。由于冠状动脉血管（即向心脏供应血液的血管）管腔狭窄或阻塞而引起。这些管腔随时间逐渐阻塞。它是心脏病发作的主要原因。

心脏瓣膜病：心脏瓣膜控制血液从心脏的一个房（室）流向另一房/室。当心脏的任何一个瓣膜无法正常工作时，就会发生心脏瓣膜病。一旦发生瓣膜病，心脏就不能有效泵血，从而引起心脏疾病。有些人是先天性心脏瓣膜病。

心脏病的症状取决于心脏疾病类型。各型心脏病常见的症状：

· 胸痛。
· 呼吸短促。
· 腿脚肿胀。
· 运动或活动时容易疲劳。
· 晕厥或跌倒。
· 全身倦怠、虚弱、疲劳。

■ 如何治疗心脏病？

不同类型心脏疾病治疗方案不同。患者可能需要改变他们的饮食和运动方式，也可能需要药物或手术治疗。如果疾病管理不当，极可能发展成严重威胁生命的疾病。如果管理得当，可以带病生存多年，还可以继续做自己喜欢的活动。

■ 应该警惕什么？

心脏病恶化的最显著症状及征兆如下：

· 体重增加迅速（通常因为液体潴留和身体肿胀）。
· 疲劳感增加，行为迟缓，难以参与活动。

- 四肢颜色改变（胳膊、手、腿、脚），尤其是变成蓝色或紫色。
- 出汗、恶心、呕吐或眩晕。
- 小腿和足部突然肿胀。
- 胸痛。
- 药物副作用：如果患者服用治疗心脏病药物，请咨询医生或药剂师该药物可能的副作用，以及观察与报告的重点。每位患者对药物副作用的反应不同。通常有多种药物可供选择，因此有可能为患者选择一种对他无副作用或副作用少的药物。

■ 如果你注意到……

老年人出现上述症状时，请及时告诉养老机构经理 / 督导联系医生。快速诊治有助于避免病情恶化，提高其生命质量。

■ 心脏病管理技巧有哪些?

- 锻炼可以改善心脏疾病。要鼓励老年患者参加日常活动和锻炼。在参加锻炼项目前，务必要咨询医生。
- 鼓励健康饮食，以水果、蔬菜、全谷物碳水化合物及瘦肉蛋白为主。尽可能低钠饮食。
- 保持正常体重。
- 鼓励戒烟。

· 还可以向谁寻求帮助 ·

Heart Disease. Medline Plus.
http://www.nlm.nih.gov/medlineplus/heartdiseases.html
Centers for Disease Control and Prevention. Division of Heart Disease and Stroke Prevention.
http://www.cdc.gov/DHDSP/index.htm
Heart Health. National Institute on Aging.
http://www.nia.nih.gov/sites/default/files/heart_health.pdf

· 相关资源 ·

Heart Disease. Medline Plus.
http://www.nlm.nih.gov/medlineplus/heartdiseases.html
Centers for Disease Control and Prevention. Division of Heart Disease and Stroke Prevention.

http://www.cdc.gov/DHDSP/index.htm
Heart Health. National Institute on Aging.
http://www.nia.nih.gov/sites/default/files/heart_health.pdf
2014 中国心力衰竭防治指南要点 . 实用心脑肺血管病杂志，2014，08：98.
心血管疾病高危人群早期筛查和综合干预项目管理办法（试行）.
http://www.nhfpc.gov.cn/jkj/s5878/201409/a1d39a5d71e546e0b50a00e083c138f1.shtml

十二、胃食管反流病

当食物或饮料从胃部向食管倒流时出现胃食管反流。反流时，胃酸倒流到喉部会引起不适。最常见的副作用是胃灼热感（右胸骨后的食管出现烧灼感）。其他常见的影响有胃部不适、呃逆、声音嘶哑、咳嗽或喘息。

■ 如何治疗胃食管反流？

胃食管反流的治疗目标是减少发生的次数。最常见的治疗方法是通过药物治疗阻止胃酸的产生，同时抬高床头。患者需要长期服药，该病并非短时间能治愈。

如果疾病管理不佳，可能导致老年人出现剧烈疼痛、睡眠障碍、食管永久性损坏、吞咽困难和窒息。

■ 应该警惕什么？

如果老年人确诊为胃食管反流病，你需特别观察：

· 胸痛：可能是胃食管反流病的一种症状，也可能是心脏疾病的征兆（见本章：心脏病）。必须请医生评估胸痛情况。

· 睡眠问题：提示胃食管反流引起疼痛和不适。如果发生睡眠问题，请向保健医生汇报。

· 药物副作用：如果患者服用治疗胃食管反流药物，请咨询医生或药剂师药物副作用及观察与报告的重点。此外，与保健医生沟通疾病症状也很重要。有些治疗胃食管反流药物会抑制维生素 B_{12} 和铁的吸收。因此，要咨询营养师调整饮食。

■ 如果你注意到……

老年人发生上述与自身状况有关的任何变化时，请及时告诉养老机构经理/督导联系医生。快速诊治有助于避免病情恶化，提高其生命质量。

■ 胃食管反流管理技巧有哪些?

- 老年人进食后保持直立体位。
- 避免在睡前 2～3 小时进食和进饮。
- 鼓励细嚼慢咽。
- 避免含有咖啡因、薄荷、柑橘、西红柿、高脂或刺激性的食物。
- 避免烟酒。
- 抬高床头几厘米。

· 还可以向谁寻求帮助 ·

Aging and Disability Resource Center (see Resources section of this Manual).
http://www.dhs.wisconsin.gov/ltcare/adrc/customer/adrccontactlist.pdf

· 相关资源 ·

Gerd. Medline Plus.
http://www.nlm.nih.gov/medlineplus/gerd.html
Is it just a little heartburn or something more serious? Understanding Gerd.
http://s3.gi.org/patients/pdfs/UnderstandGERD.pdf
Gerd. National Institute of Diabetes and Digestive and Kidney Diseases.
http://digestive.niddk.nih.gov/ddiseases/pubs/gerd/
李真，李延青.2013 国际胃食管反流病诊断和管理指南解读 [J] . 中国医学前沿杂志（电子版），2013，05：57-63.

十三、糖尿病

糖尿病是一种以高血糖为特征的疾病，由于机体生成和（或）使用胰岛素异常引起。糖尿病的患病率随着年龄呈递增趋势，但这不是正常老化的结果。糖尿病有两种主要类型：

- 1 型糖尿病：常见于儿童和年轻人。这类患者不能生成胰岛素。而胰岛素是机体将糖（葡萄糖）、淀粉和其他食物转化为日常活动所需能量的必需激素。

· 2 型糖尿病：最常见的糖尿病类型。这类患者体内不能生成足量的胰岛素，或细胞不能识别胰岛素。

当体内血糖过高，更多的体液被透析进入尿液，引起尿频，导致口渴。

■ 如何治疗糖尿病？

糖尿病是常见病，但患病情况因人而异。有的情况容易控制，而有的却非常复杂。一些患者需要长期坚持严格的饮食管理与运动，否则病情就会加重。而有些患者则可以正常饮食而没有大碍。所有糖尿病患者都应定期检查血糖水平，医生或护士可帮助制订血糖监测计划。

血糖监测：检测糖尿病控制理想与否的主要指标是监测血糖水平。最精确的监测方法是使用血糖仪。重要的是，要记录血糖结果，以便医生查阅。记录的内容包括当天日期、最后一次就餐时间、非常规活动或身体不适。根据记录，医生会通过抽取血标本额外检测血糖水平。

· 药物：主要有两类糖尿病治疗药物。口服药常用于 2 型糖尿病患者降低血糖水平。胰岛素注射主要用于 1 型糖尿病患者，有时也用于 2 型糖尿病。

· 饮食和运动：均衡饮食，摄入稳定的热量，坚持日常锻炼对糖尿病管理很重要。

如果糖尿病不能得到良好控制，会导致许多问题，例如：

· 心脏病发作和脑卒中的风险增加。

· 手部、腿部血液循环与感觉变差。

· 失明。

· 肾脏疾病。

· 伤口愈合缓慢或困难。

· 严重疾病，需要住院治疗。

· 足部溃疡（糖尿病患者往往需要穿合适的鞋袜），医护人员应检查患者是否出现足部压疮。

· 感染。

■ 应该警惕什么？

低血糖症状：

- 头晕。
- 饥饿。
- 颤抖或战栗。
- 意识混乱。
- 出汗。
- 虚弱。
- 头痛。
- 意识丧失。

紧急应对方式：低血糖是急症。饮用 120 ml（4 盎司）果汁、口服葡萄糖片或其他含糖零食可快速升高血糖。如果血糖水平时常较低，请告知医生。当地卫生机构或社区卫生服务中心的护士会告知如何测试血糖，如何记录结果，何时联系医生或护士。饮食、活动或健康状况的改变都可能引起血糖的变化。用药之后忘记进食也会导致血糖突然下降，对患者产生危险。

高血糖症状：
- 极度口渴。
- 尿频。
- 视力模糊。
- 头痛。

治疗：与低血糖不同的是，高血糖不是急症。医生或护士会说明可接受血糖范围以及何时需要通知他们。

药物副作用：如果采用药物治疗，应询问药剂师或医生可能的不良反应和观察重点。药物反应因人而异，故两位老年人服用相同的药物，产生的药物副作用可能差别很大。

■ 如果你注意到······

老年人若出现上述任何变化，请您及时告诉养老机构经理／督导联系保健医生。快速诊治有助于避免病情恶化，提高其生命质量。

■ 糖尿病管理技巧有哪些？

- 确保老年人摄入健康、均衡、合理的饮食，每天参加运动锻炼。

- 掌握血糖仪的使用方法及血糖检测的方法。
- 掌握可接受的老年人血糖范围，了解可能出现症状的时间。
- 警惕低血糖和高血糖的症状和体征，并迅速应对，尤其是低血糖。
- 定期预约初级保健医生，监测老年人的眼部、足部、肾脏、心脏及糖尿病整体照护计划。
- 若老年人改变平时的饮食习惯或运动模式，或出现生病，应特别警惕低血糖的症状。

· 还可以向谁寻求帮助 ·

The Wisconsin Diabetes Prevention and Control Program. 1–608–267–3835.
http://www.dhs.wisconsin.gov/diabetes/index.htm
Aging and Disability Resource Center (see Resources section of this Manual).
http://www.dhs.wisconsin.gov/ltcare/adrc/customer/adrccontactlist.pdf
American Diabetes Association. 1–800–342–2383.
http://www.diabetes.org

· 相关资源 ·

"Diabetes Self-Care Information and Record Booklet." Developed by the Wisconsin Diabetes Prevention and Control Program Wisconsin Diabetes Advisory Group and other partners Division of Public Health Wisconsin Department of Health Services.
http://www.dhs.wisconsin.gov/publications/P4/P43081.pdf
Food Advisor. Recipes for Healthy Living. American Diabetes Association.
http://www.diabetes.org/mfa-recipes/grocery-list–2012–06.html
Diabetes. Senior Health. National Institutes of Health.
http://nihseniorhealth.gov/diabetes/diabetesdefined/01.html
Diabetes in Older People-A Disease You Can Manage. National Institute on Aging.
http://www.nia.nih.gov/sites/default/files/diabetes_in_older_people_0.pdf
糖尿病筛查和诊断 . 中华人民共和国国家卫生和计划生育委员会 .
http://www.nhfpc.gov.cn/zwgkzt/s9494/201209/6e5871afb31446e0861b239b2b7b4d3c.shtml
防治糖尿病宣传知识要点 . 中华人民共和国国家卫生和计划生育委员会 .
http://www.nhfpc.gov.cn/jkj/s5878/200807/ef4b1c8dfdf8466f9671cb32a4a33972.shtml
中国 2 型糖尿病防治指南（2013 年版）. 中华医学会糖尿病学分会 .
http://www.360doc.com/content/14/0820/21/565268_403433665.shtml

十四、肥胖（超重）

肥胖时间越长，患糖尿病、心脏病、关节炎、癌症等疾病的风险越高。肥胖会导致日常生活能力丧失，限制参加工作和社交。

不同人群肥胖发生率差异的可能原因是遗传因素、活动量减少、难以控制摄入的热量等。肥胖的风险随着年龄增长而增加，这是由于老年人活动减少，维持体重所需的热量也减少。

■ 如何治疗肥胖症？

治疗肥胖症的目标是在减轻体重的同时维持足够的营养。在老年人群中，减轻体重很困难，因为老年人机体所需的热量不像年轻时那么多，而运动量较年轻时减少。此外，疾病和慢性健康问题的影响给他们的运动也造成了一定的困难。

总而言之，如果肥胖是由于生活方式的问题（饮食和活动）造成的，而不是药物的副作用或其他健康状况引起的，最有效的饮食是：

· 低热量饮食，包括减少脂肪和糖的摄入。
· 高纤维饮食，从全麦面包和谷类食品、水果和蔬菜中摄取。

在减肥期间，有规律的适当体育锻炼十分有益。

肥胖使人们患心脏疾病、皮肤感染、尿失禁、糖尿病，甚至导致癌症的风险增高。此外，肥胖造成社会活动困难，导致生活质量下降。

■ 应该警惕什么？

通过观察以下情况，你可以帮助肥胖者：

· 处理个人卫生或其他任务存在困难。随着体重的增加，老年人可能需要在日常生活活动或个人卫生方面得到额外帮助。
· 行走困难。注意观察老年人在行走、上下车及从椅子上站起的方式。
· 排尿或排便困难。节食可能导致肠道及膀胱功能发生细微变化（如过量的气体或腹胀，粪便稠度以及排便频率变化）。肥胖者更容易发生尿失禁。

■ 如果你注意到……

老年人出现上述症状时，请及时告诉养老机构经理 / 督导联系医生。快速诊治有助于避免病情恶化，提高其生命质量。

■ 肥胖管理技巧有哪些？

如果老年人出现肥胖，要支持其饮食和锻炼决策，并追踪决策的实施情况。要帮助其做出最后的决策。拥有一个支持性的环境是非常有帮助的。

· 在给予支持时，要记住老年人可能知情但仍然选择冒风险。如果老年人很想每晚吃饼干，尽管知道这种做法有风险，而你所能支持他的就是帮他找更健康的饼干。

· 与养老机构经理／督导讨论更健康的家庭饮食和活动方式，并考虑个人的饮食需要。

· 告诉医务人员你如何帮助改善老年人运动、舒适和卫生，减少其损伤和感染的可能性。

· 避免使用食品／糖果作为奖励。

· 咨询营养师，制订减肥计划。

· 还可以向谁寻求帮助 ·

Aging and Disability Resource Center（see Resources section of this Manual）.
http://www.dhs.wisconsin.gov/ltcare/adrc/customer/adrccontactlist.pdf
The Dietitian in your workplace or in the resident's provider network.

· 相关资源 ·

Aim for a Healthy Weight. National Heart Lung and Blood Institute.
http://www.nhlbi.nih.gov/health/public/heart/obesity/lose_wt/index.htm
Overweight and Obesity Among People with Disabilities. Obesity Fact Sheet. Centers for Disease Con-trol and Prevention.
http://www.cdc.gov/ncbddd/disabilityandhealth/documents/obesityfactsheet2010.pdf
Eating Well as You Get Older. Senior Health. National Institutes of Health.
http://nihseniorhealth.gov/eatingwellasyougetolder/benefitsofeatingwell/01.html
中国成人超重和肥胖症预防控制指南（试行）. 中华人民共和国国家卫生和计划生育委员会疾病控制司 .
http://www.360doc.com/content/11/1216/16/42071_172743680.shtml
成人体重判定 . 中华人民共和国国家卫生和计划生育委员会 .
http://www.nhfpc.gov.cn/zwgkzt/yingyang/201308/a233d450fdbc47c5ad4f08b7e394d1e8.shtml
膳食调查方法第 1 部分：24 小时回顾法 . 中华人民共和国国家卫生和计划生育委员会 .
http://www.nhfpc.gov.cn/zwgkzt/yingyang/201308/c40df4ed0e2d45d49fb0dd3aaac62312.shtml
膳食调查方法第 2 部分：称重法 . 中华人民共和国国家卫生和计划生育委员会 .
http://www.nhfpc.gov.cn/zwgkzt/yingyang/201308/6b24457cdacf4566be06c7a6c9d30002.shtml

十五、关节炎

关节炎患者如不及时治疗，将成为抑郁症、慢性疼痛和关节功能丧失的高危人群。对语言交流障碍的关节炎患者，更应仔细观察其功能丧失、社交退缩及疼痛等关节炎恶化的征兆。尤其要注意的是，社交及行为改变通常伴随疼痛而加重。有时在找到疗效好、副作用可耐受的方法前，需要尝试多种不同的治疗方案。

■ 关节炎类型

· 风湿性关节炎：可发生在青壮年，也可发生于老年人群。表现为剧烈疼痛和关节畸形，尤其是手部和足部的关节畸形，导致严重的机体功能丧失。

· 骨关节炎：发生于老年人群，尤其是肥胖者，由于关节磨损及软骨丢失所致。通常发生在负重关节，如膝关节、髋关节，会导致严重疼痛。

· 痛风：是一种关节炎症和肿胀导致剧痛的疾病。通常与饮食有关，故改变饮食是控制痛风的关键。

■ 我应该警惕什么?

一些智力障碍老年人无法告诉你哪里不舒服。因此，警惕疾病恶化或治疗无效的常见危险信号显得极为重要。如果老年人被诊断为关节炎，需重点观察以下内容：

· 疼痛：如果老年人服用止痛药，要监测服药效果。面部表情疼痛量表不仅适用于幼儿，也非常适合无法言语和丧失表达能力者（http://www.iasp-pain.org/DownloadFPSR?navItemNumber=1119），该量表有助于判断患者的疼痛程度。治疗关节炎性疼痛的药物会产生副作用，需要密切监测，在咨询医生后才能进行调整。鉴于非处方止痛药的副作用较严重，特别是长期或大剂量使用时，所以要及时与保健医生讨论如何使用非处方止痛药。

· 日常生活困难：关节炎会导致老年人日常生活出现困难，如穿脱衣服、梳洗、吃饭、举物、行走、爬楼梯等。可咨询职业治疗师有关老年关节炎患者的辅助工具。

· 活动减少：当老年人感到疼痛时，会不想移动，出现抵触行为，如不愿意下床、外出等。疼痛加剧时，抵触行为会增加。然而，为了维持肢体功能，应将活动纳入老年人日常生活的一部分。缺乏日常活动，会引起功能丧失。维持活动与休息的平衡相当重要。按时服用止痛药缓解疼痛，有助于维持老年人正常的活动量。保健医生、护士及药剂师均会在给药方面提供帮助，以实现老年人维持适宜的活动类型与活动量。

· 情绪改变：抑郁是关节炎伴随疼痛老年人的常见表现。鼓励老年人参与活动，维持日常生活，是缓解抑郁的有效手段。

· 药物副作用：若老年人服用关节炎药物，必须了解需要严密观察的药物副作用。你可以咨询药剂师或医生有关药物可能的副作用，需要观察和报告的重点。由于多种药物可供选择，且个体对药物的反应不同，所以与医生交流药物相关问题显得十分重要。特别要警惕胃痛、腹痛、食欲下降、胃肠胀气、便秘、腹泻、便血等情况。

■ 如果你注意到······

老年人出现任何改变，请及时告诉养老机构的经理 / 督导联系保健医生，快速诊治有助于避免病情恶化，保证其生活质量。

■ 关节炎管理技巧有哪些？

· 风湿性关节炎和骨关节炎患者，均需维持活动与休息的平衡。长时间保持一个姿势，会导致关节僵硬。因此，要鼓励老年患者进行安全、轻松的活动，及时合理地休息。推荐老年人进行关节活动范围允许的日常运动。

· 一些简单的活动，如打开瓶盖、走路、穿衣、开门等，对关节炎老年人来说，可能都是困难的。市面上有专门为这些老年人设计的生活辅助工具，可访问以下链接：http://www.aidsforarthritis.com，获取有用信息。也可以咨询保健医生和理疗师，获知如何选择辅助工具的建议。

· 老年痛风患者受影响的部位要注意休息与制动。

· 向营养师及保健医生进行饮食咨询，保证老年人均衡饮食，保持理想体重。老年痛风患者的饮食有特殊要求。

· 止痛药具有许多副作用，可以通过结合非药物止痛方式，缓解患者疼痛，例如音乐止痛，有研究表明，音乐可以减低 25% 的疼痛感。

· 还可以向谁寻求帮助 ·

Wisconsin Arthritis Program. 1–608–266–2593.

http://www.dhs.wisconsin.gov/health/arthritis/index.htm

Arthritis Foundation. 1–800–333–1380 .

http://www.arthritis.org

Aging and Disability Resource Center.

http://www.dhs.wisconsin.gov/ltcare/adrc/customer/adrccontactlist.pdf

· 相关资源 ·

Gout. Mayo Clinic.

http://www.mayoclinic.com/health/gout/DS00090

Gout. Senior Health. National Institutes of Health.

http://nihseniorhealth.gov/gout/whatisgout/01.html

Osteoarthritis. Senior Health. National Institutes of Health.

http://nihseniorhealth.gov/osteoarthritis/toc.html

Rheumatoidarthritis. Senior Health. National Institutes of Health.

http://nihseniorhealth.gov/rheumatoidarthritis/whatisrheumatoidarthritis/01.html

风湿病学诊断和治疗指南 . 中华医学会风湿病学分会 .

http://wenku.baidu.com/view/823dac29a26925c52cc5bfd2.html

十六、癌 症

　　癌症是 100 多种恶性肿瘤疾病的总称。有些癌症是可治疗或可治愈的。有些癌症转归为慢性病，需要多年的治疗。有些癌症快速进入终末期。癌症未予治疗，会导致多种严重疾病，身体功能丧失，甚至死亡。虽然癌症发病率随着年龄的增长而增加，但是癌症不是正常老化的一部分。

　　癌症导致多种生理或行为症状。常见的症状有发热、疲劳（虚弱）、疼痛、皮肤改变、消瘦。这些症状的产生取决于癌症的发生部位、分期及对组织与器官的影响程度。一旦癌症发生扩散（转移），身体的不同部位将出现各种症状。随着肿瘤增大，会挤压附近的器官、血管和神经，导致新的症状。如果肿瘤出现在重要器官，如脑部，即使最小的肿瘤也会产生症状，如行为改变等。

　　老年人应进行常规癌症筛查，工作人员在督促老年人群执行国家癌症筛查指南中发挥着重要作用。

■ 如何治疗癌症？

癌症的治疗方式取决于癌症类型及分期，外科手术、化学治疗（药物治疗）和放射治疗是三种主要的癌症治疗方法。癌症患者可能接受一种或多种治疗方式，也可能不接受治疗。

外科手术

若癌症呈肿块状，外科手术是首选的治疗方案。有时只能切除部分的肿瘤组织。这种情况下，患者通常还需要进行放疗或化疗。

化疗

化疗是使用药物杀死癌细胞。化疗药物通过静脉给药或口服，随着血液到达肿瘤生长或转移的部位，作用于癌细胞。

放疗

放疗是指使用高能电磁辐射线（如 X 线）杀死癌细胞，或使癌细胞萎缩。虽然有些患者出现放疗副作用，但放疗就像拍 X 线检查不会导致疼痛。放疗的副作用很大程度上取决于放疗的部位。

■ 应该警惕什么？

有些智力障碍老年人无法告诉你哪里不舒服，因此，警惕传递健康问题的信号显得非常重要。出现新的症状意味着癌症恶化或治疗反应。鉴于癌症及治疗可导致不同的症状，要咨询保健医生需注意观察的重点。一旦出现新症状，必须尽快通知医生。

· 药物副作用：如果老年人采用药物治疗，请咨询医生或药剂师可能的药物副作用，以及观察与报告的重点。每个老年人对药物的反应不同，一种药物对这个老年人有效，不一定对其他老年人也有效。幸好，通常有几种药物作用目的是一样的。这意味着需与保健医生沟通用药事宜，当一种药物无效时，及时调整方案，采用其他药物进行治疗。

■ 如果你注意到……

老年人出现任何改变，要及时告诉养老机构经理或督导联系保健医生。快速诊治有助于避免病情恶化。

■ 癌症管理技巧有哪些？

· 谨记癌症不具有传染性。

· 癌症常常是可以治疗的。要对癌症患者使用鼓励及希望的语言。在保健医生及其医务人员的帮助下，工作人员可以协助老年人理解疾病的治疗方案。

· 疼痛是可以控制的。尝试跟医务人员进行交流，讨论你在疼痛控制中的角色。

· 提供良好的营养十分重要，特别在放疗及化疗期间。即便老年人没有食欲，营养师、保健医生或肿瘤专家也要帮助制订饮食计划，保证其适量、充足的营养摄入。

· 随着症状反复，老年人时而难受，时而舒适。因此，要耐心并且理解老年人每天的需求。

· 在治疗前，参访放疗或化疗病房，与肿瘤科医务人员见面，帮助他们了解老年人的沟通偏好、担忧及其他管理技巧。

· 向医生索取可视化材料，帮助老年人了解疾病诊断与治疗。

· 还可以向谁寻求帮助 ·

American Cancer Society. 1–800–227–2345.
http://www.cancer.org
National Cancer Institute. 1–800–422–6237.
http://www.cancer.gov
Aging and Disability Resource Center（see Resources section of this Manual）.
http://www.dhs.wisconsin.gov/ltcare/adrc/customer/adrccontactlist.pdf

· 相关资源 ·

Understanding Intellectual Disability and Cancer.
http://www.intellectualdisability.info/physical-health/cancer-palliative-care-and-intellectual-disabilities
Mammogram Preparation Kit for Women with Intellectual Disabilities（Australia）.
http://www.som.uq.edu.au/media/274878/Mammogram%20info%20for%20woman.pdf
Cancer. National Institutes of Health.
http://nihseniorhealth.gov/category/cancer.html
中国癌症基金会 .
http://www.chinacancernet.org.cn/

十七、脱　水

当机体水分无法满足自身需求时就会出现脱水。正常情况下，机体需要保持足够的水分和营养维持正常的功能。因此，脱水会导致严重的问题。进入老年阶段，人们常常丧失口渴感，有时会忘记摄入液体，造成严重的后果。

脱水的严重程度（轻度、中度及重度）取决于机体缺水的程度，很难辨别何时开始出现脱水。一些脱水的早期症状，包括无尿或少尿、深色浓缩尿、无排汗。若及时确诊和治疗脱水，疗效显著。如未予处理，可能导致癫痫、永久性的脑部损伤，甚至死亡。

由于液体丧失过多导致脱水的常见原因：

· 呕吐或腹泻。

· 过度排尿，如糖尿病或使用利尿剂。

· 过度排汗，如运动。

· 发热。

· 液体摄入不足。

· 合并以上原因。

人体液体摄入不足的原因：

· 反胃、恶心。

· 疾病导致食欲下降。

· 咽喉或口腔肿痛。

· 忘记饮水。

■ 如何治疗脱水？

· 摄入充足的水分可以纠正轻度脱水。建议多次适量饮水，不宜即刻大量饮水，因为一次大量饮水会导致呕吐。

· 饮用运动饮料可有效补充电解质，如钠、钾等。要注意的是，运动饮料含糖量高，也可能导致腹泻加重。

· 中、重度脱水需要进行静脉输液及住院治疗。医生要查明脱水原因并进行治疗。大部分病毒感染患者几天后脱水会自行好转。患病期间，应鼓励他们少量多次饮水。

如果不及时治疗脱水，可能出现以下问题：
- 癫痫。
- 意识混乱。
- 意识丧失（昏迷）。
- 疲劳。
- 脑部损伤。
- 眩晕与跌倒。

■ 应该警惕什么？

当老年人描述其脱水的症状和感觉时，应询问他们是否具有以下表现。若他们无法告知，应警惕观察：
- 失去平衡。
- 跌倒。
- 意识混乱（老年人脱水通常会出现意识混乱）。
- 口唇干燥。
- 少尿或无尿，出现深黄色浓缩尿。
- 无泪。
- 眼窝下陷。
- 昏睡或昏迷（发生于重度脱水者）。
- 药物副作用（通常脱水患者只需补液，不予药物治疗）。

■ 如果你注意到……

老年人出现上述症状时，请及时告诉养老机构经理/督导联系保健医生。快速查明与治疗脱水，有助于避免病情恶化。

■ 脱水管理技巧有哪些？

- 鼓励健康老年人每天摄入足量水分。当天气炎热或运动时，应该增加饮水量。
- 有脱水既往史的老年人，出现二次脱水的可能性更大。

· 仔细监测生病的老年人，尤其是腹泻或呕吐老年患者。若发现老年人有脱水征兆，应及时联系医生，而不是等到出现脱水时再通知医生。一旦出现呕吐或腹泻，应鼓励老年人及时补充液体，不要等到出现脱水症状后再补液！

· 鼓励老年患者多饮水。当出现发热、呕吐或腹泻时，饮水量应增加。最简单的监测指标是尿量、唾液量及哭泣时的眼泪。

· 还可以向谁寻求帮助 ·

Aging and Disability Resource Center .
http://www.dhs.wisconsin.gov/ltcare/adrc/customer/adrccontactlist.pdf

· 相关资源 ·

Dehydration. Medline Plus.
http://www.nlm.nih.gov/medlineplus/ency/article/000982.htm

附 录

附录一
健康护照

我的姓名是：_____	照
我希望被称为：_____	片
我的出生日期：_____ / _____ / _____	张
我的保健医生是：_____	贴
医生的联系方式是：_____	于 此

本护照含重要信息，以便我到医院或诊所就诊时您能更好地为我提供支持。
请将它与其他资料放在一起，以便于提供参考。

▽

签名：_____   填表日期：_____ / _____ / _____
想了解我的健康状况，请联系：_____
电话：_____   关系：_____

我的沟通方式：（如：言语、首选语言、手语、通信设备或辅助
工具、非语言声音，需要额外时间或支持的陈述）

_____

_____

_____

获取交互式 pdf 资料请访问：http:fifcic.fmhi.usf.edu/FCIC_Health_Passport_
Form_Typeable_English.pdf

135

我的病史概况：（包括：其他疾病如视力障碍、听觉障碍、糖尿病、癫痫等；手术史；疾病史；其他医疗问题。）

_____

_____

_____

 我目前使用的药物：

_____

_____

 服药时我习惯：（如用水、食物送服）

_____

_____

 我对下列东西过敏：（请列出致敏的药物或食物如：青霉素、花生）

_____

_____

_____

 当我感到疼痛时，我会以这种方式表达：（同时注明疼痛耐受力）

_____

_____

 当我感到沮丧、低落时，你帮助我的最佳方式是：（如播放我最喜欢的音乐）

_____

_____

如何配合医疗操作：（如对静脉注射、身体检查、X 线检查以及氧疗的反应；同时注明在此前或近年来从未接触过的操作）

_____

_____

_____

 我的行动需求：我能否独立动辅行设备，是否需要减压安全阀

_____

_____

_____

 当我穿衣、洗漱时，您可以这样帮助我：

_____

_____

_____

 当我进饮时，您可以这样帮助我：

_____

_____

_____

 当我进食时，您可以这样帮助我：

_____

_____

_____

 我最喜欢的食物和饮料：

_____

_____

_____

 我不喜欢以下食物或饮料：

_____

_____

_____

我对这些东西非常敏感：（我特别不喜欢的场景、声音、气味、材质/面料等；比如荧光灯、雷雨、漂白剂和空气清新剂）

_____

_____

_____

 我喜欢做这些事来打发时间：

_____

_____

_____

 如何让将来的预约就诊更容易：（如将我安排在就诊当天的第一个或最后一个、允许我有额外的就诊时间、让我在就诊前先拜访保健医生、为我的照护者提供信息等）

_____

_____

_____

附录二
药物信息表

请在每次就诊时带上此表，并与家属和工作人员分享此表的信息。

患者姓名：

过敏史：

药物名称	开始日期	结束日期（适用时）	药物作用	剂量：用量及频率	用药时间	可同服：水或食物等	忌同服：果汁、食物等	需要注意的可能的不良反应

附录三
了解血液检查

昆士兰大学，昆士兰智力和发育障碍中心		摘自：Rey-Conde, T., Lennox, N., & Tucker, M. Diabetes and People with Intellectual Disability. Queensland Center for Intellectual and Develop-mental Disability, University of Queensland.	
抽血是指从手臂将血液抽出。第一步，走到台前告诉他们老年人已经来了。		第二步，老年人可能需要找张椅子坐下并等待一会儿。	
第三步，老年人会走进采血室，并被要求坐于采血椅上。		第四步，护士会询问老年人的名字及出生日期，并告知接下来的操作事项。	
第五步，将老年人的手臂放在采血椅的一侧，手心朝上。		第六步，护士会在老年人的手臂上端扎上止血带	
第七步，护士会用棉球消毒老年人手臂的穿刺部位。老年人会感到有点凉和湿。		第八步，护士会将一根针刺入老年人的手臂，这可能有点疼。	
第九步，血液流入采血管。		第十步，护士松开扎在老年人手臂上的止血带。	
第十一步，护士拔针，这可能有点疼。		第十二步，护士会将一颗棉球置于老年人的针眼处，并用胶带固定。针眼周围可能会出现瘀青，但这会消退，也可能有点酸痛。	

附录四
选择合适的鞋子

这是关于选择适合的鞋子以避免足部问题的指导，已取得来自残疾人服务委员会的作者的使用许可。

■ 选购鞋子

适宜

· 两脚都要测量以确保两边都合适。

· 按照较大的那只脚买鞋以保证两脚都有足够的空间。

· 购买有鞋带、扣环或粘扣带的鞋子以确保鞋子不会松脱并能起到很好的支撑作用。

· 购买皮革制品或纤维制品的鞋子以保证良好的透气性。

· 购买配置稳固器支撑鞋跟的鞋子。

· 购买底部宽平的低跟鞋以保证更好的稳定性。

· 购买硬底鞋可以支撑脚部与保证稳定性。

· 购买橡胶或复合材料的鞋底有更好的减震效果及抓地力。

不宜

· 不要购买太大的鞋子以免绊倒或脚趾摩擦。

· 不要买太多双鞋子，备有两双好穿的即可。

· 鉴于便鞋和靴子不能提供良好的支撑作用且会限制脚趾的运动，不建议购买。

· 不要购买鞋底很薄的鞋子，因为它们不能很好地支撑脚部。

141

■ 鞋底

鞋底应该要很稳固。但走路或跑步时脚弯曲部位的鞋底应有弹性，即前脚掌的正下方的鞋底要有弹性。但鞋底中部和跟部不能有弹性或弯曲。

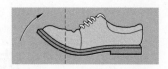

■ 系鞋带

如果系鞋带困难，则可以使用辅助工具。Lace lox 就是一款可替代的系蝴蝶结的产品。对于只能单手操作者，也有其他一些关于鞋带的替代性固定方法或产品的信息。

■ 脚跟稳定器

· 脚跟稳定器要坚固。它增强了脚后跟的稳定性和支撑性；好的稳定器应足够坚固而能抵抗从背后踩压而防止变扁平。

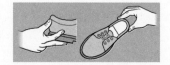

■ 跟高

为保证稳定性及安全性，鞋跟高度不宜超过2.5 cm，且要有较宽的支撑面。稍带喇叭状的鞋跟可以增加稳定性。

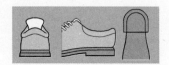

■ 鞋跟周围

· 鞋子与鞋跟要紧密贴合；可通过让一人穿着鞋子坐稳，然后另一人用力向下拉鞋跟确定是否滑脱以测试鞋跟的抓地力。

■ 选鞋技巧

● 长度测量

· 坐着，松开鞋带并把脚伸入鞋子直到最长的脚趾头碰到鞋为止；站起，此时在脚后跟应该还能够放入一只手指，如果不能，则说明鞋子太短，反之，则太长。

或者，先确保鞋子扣紧。当你站起来时，感受脚趾头的末端与鞋尖的距离（注意踇趾不一定最长）。鞋子的长度应该要比最长的脚趾再长约一个示指的宽度。

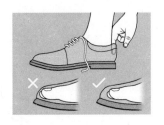

- **宽度测量**

· 站立时，感受鞋面的内外侧边界，如果上部与鞋底边缘重合，则说明鞋子太窄。

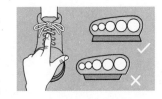

鞋宽也可以通过绑紧鞋带，再测量鞋带之间的距离，这段距离大约是 1 cm 或一个手指的宽度。间距大于 1.5～2 cm 则说明鞋子太窄，而如果鞋带边缘碰到一起则说明鞋子太宽。

其他的鞋子，系带间应紧密接合，否则鞋子就太窄。如果鞋帮部分有膨出，则表明鞋子太宽。

- **鞋型**

鞋底的形状应该要符合脚形，鞋子不能外翻。外翻表示鞋底的形状及其向内弯曲的程度。如果鞋子外翻太明显，它就不合脚并且有可能造成摩擦和疼痛。而且，也可能会导致跌倒。

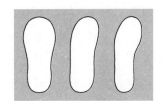

- **鞋头**

鞋头的形状、深度及宽度应该要容许脚趾自然伸展。某些鞋子，特别是便鞋的鞋头会使脚趾头缩在一起，这可能会引起脚趾甲损坏或起水疱。

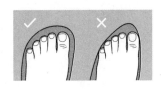

附录五
老年人如何看急诊

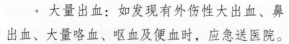

■ 需看急诊的紧急情况

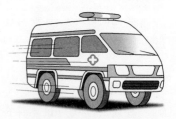

　　老年人当身体出现某些疾病的早期信号或严重信号时，应及时就医。一般来说，凡出现下列情况，就应该去医院急诊。

　　· 大量出血：如发现有外伤性大出血、鼻出血、大量咯血、呕血及便血时，应急送医院。

　　· 急性腹痛：如腹痛较剧烈，持续时间较长，腹壁较硬并有压痛或伴有发热、恶心、呕吐等症状时，常为急性阑尾炎、急性胆囊炎、胆石症、急性胰腺炎、胃或十二指肠溃疡穿孔、腹膜炎、肠梗阻等急腹症引起，且老年人急腹症并发症多，病情凶险，应急送医院治疗。

　　· 高热：突然发高热，体温在39℃以上，常表示患者已有病毒或细菌感染，尤其是伴有神志改变、呕吐及呼吸困难者，应随时到医院查明感染原因和及时治疗。

　　· 急性心力衰竭：患有心脏病的人，突然（左心衰竭者常发生于夜间入睡后）出现心慌、气短，不能平卧、吐粉红色泡沫痰、嘴唇及手指末端发紫，应尽快送医院抢救。

　　· 卒中先兆：不论原来是否患有高血压，如果突然出现一过性说话困难、视力模糊，有眩晕或站立不稳，或一侧面部或手脚突然感到麻木或软弱无力、嘴角歪斜、流口水，这时应想到有短暂性脑缺血发作、脑血栓形成或脑溢血等卒中早期症状，应尽快送医院急诊。

　　· 外伤骨折：如老年人突然跌倒，出现意识不清或耳、鼻流血，表示病情危重，且因老年人多有骨质疏松，应高度怀疑骨折，急送医院治疗。

• 频繁心绞痛发作：以往无心绞痛史的而突然频繁发作，或原有心绞痛史发作频率增加或突然程度加重，经过就地休息，舌下含服硝酸甘油或硝苯地平（心痛定）等冠状动脉扩张剂胸痛仍不能缓解，并有出冷汗、面色苍白、脉搏变细或不齐、恶心或呕吐等症状时，要想到是发生心肌梗死的可能，应立即打电话请急救中心或医院派医生来家中抢救，待病情稳定后再送医院继续治疗。

• 急性尿潴留、肉眼血尿或镜检血尿。

• 耳道、鼻道、咽部、眼内、气管、支气管及食管误入异物。

■ 拨打急救电话时的注意点

• 确定对方是否是医疗救护中心。

• 在电话中讲清患者所在的详细地址。如××区（县）××路（乡）××弄（村）×号（组）×室（号），以及周围明显标记和通往家里的最佳通路等，切不可因为泣不成声而述说不清。

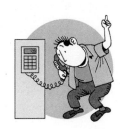

• 说清患者的主要病情，诸如呕血、昏迷或从楼上摔下等，使救护人员能做好救治设备的准备。

• 询问救护者的姓名及电话号码，一旦救护人员找不到患者时，可与呼救人取得再联系。

• 若是成批伤员或中毒患者，必须报告事故缘由，如楼房倒塌、火车出轨、煤气泄漏、食用蔬菜中毒等，并报告患病人员的大致数量，以便120调集救护车辆，报告政府部门及通知各医院救护人员集中到出事地点。

• 挂断电话后，应有人在住宅门口或交叉路口等候，并引导救护车的出入。

• 准备好随患者带走的物品，如衣服等。若是服毒或食物中毒的患者，要把可疑的残留药品和食物带上；若是断肢的伤员，要带上离断的肢体等。

• 疏通搬运患者的过道。

• 若在20分钟内救护车仍未出现，可再拨打120。如病情允许，不要再去找别的车辆，因为只要120接到您的呼叫，是一定会来救护车的。

• 选择去哪个医院有两个原则：一是就近，二是考虑医院的特色。

• 救护车出车计价：救护车出车主要是为接送急救患者，任务繁重，随叫随到，因此按照规定实行收费。收费标准包括救护车费和出诊医生、护士出诊费及在途中抢救患者所用的检查、治疗、药品费。救护车费、出诊费各省（自治区、直辖市）都有统一收费标准。

■ 常用的电话救护

· 120 电话救护：我国大部分城市和县都已开通了医疗专用 120 急救电话，120 急救电话 24 小时有专人接听，接到电话可立即派出救护车和急救人员，是最方便快捷的方法。有些没有开通 120 的地区，医院也向社会公布了专用急救电话号码，患者可以选择要去的医院拨打。

· 110 电话呼救：我国有不少城市已实行公安 110 与卫生 120 联网，拨打 110 也可得到救护，特别是属刑事案件、纠纷、意外事故，110 不仅可以提供救护车急救，还可送到其管辖的法检医院，帮助进行伤情鉴定。

附录六
常见化验、检查的指导

老年人看病常需要辅助化验及特殊的检查确定诊断和治疗方案。有不少老年人不熟悉这些化验及检查，就此介绍如下。

■ 化验前的准备

· 饮食：进餐后血中脂肪、蛋白质、糖类有所增加，故检查有关项目时要求患者在晚餐后禁食，次日清晨空腹采血。

· 药物：患者在用药过程中，某些药对检查产生一定的干扰，一般检查前暂停用药，或告知医生决定是否需停用特殊药物，并应了解其可能产生的影响。

· 时间：由于人体代谢的因素，白细胞数会在餐后升高，红细胞数在餐后及下午 5：00 至次日晨 7：00 之间下降 10%，因此每次检查尤其是复查时，应选择大致相同的时间为好。

有些检查为提高阳性率，需选择最佳时间进行。如：血液细菌培养，应在使用抗生素之前抽血送验。

· 活动：运动之后可引起白细胞、红细胞数量增多，红细胞沉降率增快；肌肉持续活动后肌酸激酶、乳酸脱氢酶等升高，所以要求患者处于安静状态时采血。

■ 尿液化验

· 晨尿：是指早晨起床的第一次尿。

· 随机尿：根据病情需要，随时排尿送检。排出的尿液有异常情况时留尿送检。

· 定时尿：按不同的规定时间留取全部尿液。做尿内细菌计数时，常留3小时或12小时尿液；尿液内某些成分定量时留取24小时尿。收集定时尿的方法在清晨把尿液排尽，记下时间，然后把排出的尿液存留于洗净、干燥、有防腐剂的容器内，到收取尿液的规定时间，此时无论有无尿意，也要排尿一次于该容器内。

· 清洁尿：为避免女性阴道分泌物污染尿液，妇女可先做外阴部的冲洗，清洁后再留取尿液。

· 尿培养标本的留取：取清洁中段尿，先用肥皂水及清水洗外阴，碘伏消毒尿道口再排尿，无菌容器接中段尿2～3 ml，立即送检。如需留取导尿标本，则由医务人员施行导尿术。

■ 血液化验

· 血液化验的内容：

1. 血液成分的测定：了解血液成分，如红细胞、白细胞、血小板、血红蛋白等的组成比例，以了解血细胞数量是否正常，从而帮助判断疾病。

2. 血液中元素的测定：如测定血中的钾、钠、氯、钙、镁、铁、铜等元素的含量，了解体内水电解质的平衡、比例以及是否缺乏微量元素，为治疗提供帮助。

3. 血气分析：了解血中氧、二氧化碳等气体的含量，帮助诊断治疗。

4. 血液生化检查：检查血液中各种生化成分，以判断人体各脏器功能，如肝功能、肾功能、心肌酶谱、血脂、载脂蛋白、蛋白电泳等。

5. 血液免疫学血清学检查：通过检测血中各种抗体、补体免疫球蛋白、肿瘤标志物等，来诊断疾病，指导治疗。

· 注意事项：

1. 血糖、血脂：需前晚八点起禁食至抽血后。

2. 餐后2小时血糖：请将进餐开始的时间告诉护士，2小时后抽血。

3. 糖耐量实验：空腹抽血一次，然后根据医嘱服用含85 g葡萄糖粉的糖水，于服糖水后半小时、1小时、2小时、3小时各抽血一次。

■ 粪便化验

· 留取粪便标本时，一般先到化验室索取涂蜡的小纸盒，在家则可用纸盒或塑料盒。准备一根干净的木棒，为取粪便用。如果为水样便，可先解在干净的便盆内，再倒入干净的瓶中送检。

· 留取粪便标本时，应挑取外观不正常的部分，如：脓血样便、黏冻样便、泡沫样便、含食物的大便等。有时要取粪便外层、内层、前、中、后段，以便能全面反映真实的情况。

· 根据不同目的留取不同分量粪便。一般 5 g（枣核大小）新鲜大便；当查找寄生虫虫卵时，需浓缩大便，应取 20 g 左右；查找阿米巴等原虫 2 g 就够了，但要注意将粪便保温，并迅速送检，以免阿米巴滋养体失去活力而难以辨认。

· 检查蛲虫要使用玻璃黏拭子（在化验室索取），清晨排便前在肛门四周拭取，立即送检。

· 隐血实验：所谓隐血就是消化道疾病所导致内出血，而肉眼看不见，出血量较少的表现。但是当肛门出血混入粪便，或吃了某些食物，如动物肝脏、肝制剂、肉类、血类以及含叶绿素丰富的食物，如菠菜、青菜等，或吃了某些药物，如硫酸亚铁、红色补丸等，可能出现假阳性反应。因此，患者在收集粪便前 3 天要禁食动物性食物及上述蔬菜、药物。收集粪便时挑取蚕豆大小内层粪便，如果有柏油样粪便应及时留取送检。

■ 痰液化验

· 应取晨起第一口痰为宜。晨起后刷牙或用水漱口 3 次，用力咳出气管深处分泌物，不能混入唾液及鼻咽分泌物。若是流性行脑脊髓炎的化验不必清晨第一口，也不要漱口，不要用力咳，唾液性痰液即可。

· 做细菌培养时用灭菌专用容器留取送检，送检时间不超过 10 分钟。

· 做漂浮或浓集结核菌检查时，须留 12～24 小时痰液送检，痰液总量不少于 5 ml。

· 做 24 小时痰量和分层检查时，吐在无色专用广口瓶内，加入少量防腐剂。

■ 胸片

· 在拍片时，患者应去除胸部金属物品，如：项链、挂件、发圈和金属的搭扣等，不要穿有扣的内衣，去除胸部药膏及其他粘贴物。

• 在拍片时听从医生指令。医生要求患者深吸一口气然后屏住气，绝不能移动身体，一般拍胸片时要求屏气的时间只有几秒钟，绝大多数患者都能做到。

• 其他部位，如头颅、五官、四肢、腹部等部位，摄片基本情况与拍胸片大同小异，只是不要屏气，但摄片时要保持位置不变，才能拍出清晰的 X 线片。

■ B 超检查

• 凡检查胆道、胰腺、胃及上腹部的患者，在检查前一日晚餐后禁食 12 小时再做检查（即不应吃早餐）。

• 凡做妇科、膀胱及前列腺检查的患者，不要排尿，要等到尿液充盈膀胱（尿胀感）时才可检查。如无尿则可在检查前饮开水 500～1 000 ml。

• 检查心脏疾病患者，需平静休息 10 分钟，然后进行检查。

• 检查肝炎患者，需先做肝功能及乙肝表面抗原测定，然后做超声波检查。

• B 超检查时患者的体位，因探查部位需要不同，可采取各种体位。如仰卧位、左右侧卧位、俯卧位、坐位、立位、截石位、膝胸位等。应尽量充分地暴露检查部位，便于医生从各个断面去探查。

■ 心电图

• 检查前不应饱餐、饮浓茶、喝咖啡、吸烟和做剧烈运动。检查时取平卧，患者休息片刻。

• 检查时呈仰卧姿势，肌肉放松，不屏气，深呼吸，保持安静。不抖动肢体，一般不要讲话，按医师的要求做动作。

• 主动告诉医生前 7 天内是否服用洋地黄、钾盐、钙类药及心得安（普萘洛尔）等心血管药，因该些药可引起心电图曲线改变。

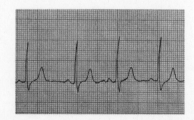

• 空腹或进餐后 1 小时内，一般不做运动实验，如有异常当场告诉医生。

· 有患者患阵发心律不齐或阵发心动过速，就需在发作时做心电图。有时一次心电图不能描记到病理性变化，需反复多次或做 24 小时动态心电图，防止不正常的心电图漏脱。

■ 24 小时动态心电图

· 不穿有高静电衣服，如氯纶衣等，不宜穿连衣裙及紧身服，请穿汗衫。
· 请在当日勿接近高磁微波区，不能进行拍片检查。
· 请适当活动，有利于检查，但当晚不能洗澡。

附录

■ CT

· CT 增强检查前要做碘过敏试验，碘过敏禁忌，甲状腺功能亢进患者应遵医嘱慎用。

· 经 CT 预约登记后不要服含金属和含碘的药物，不要做胃肠钡餐检查。如果近期内做过钡餐检查应告诉登记人员。

· 年老体弱、病情危重的患者做 CT 检查时须有医护人员或家属陪同。

· 有严重肝肾功能不全的患者应尽量不做增强扫描。

· 做头颅部位 CT 检查者应事先把头发洗净，做胸腹腔检查者须穿无扣子的棉布内衣。

· 腹部 CT 检查者须禁食 4 小时。

■ 磁共振成像（MRI）

· 在 MRI 检查时，患者要避免戴铁器等磁性物品，如手表、金属项链、假牙、金属纽扣、金属避孕环等，以免影响磁场的均匀性，造成图像伪影，不利病灶显示。

· 早期妊娠或装有心脏起搏器者，严禁做 MRI 检查。体内有弹片、银夹、金属内固定板、假关节等存留者，要慎重。必须检查时，应严密观察，以防检查中金属在高磁场中

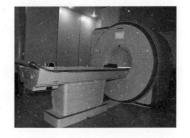

移动而损伤邻近大血管和重要组织。

· 患者请勿穿戴任何金属物质的内衣。

■ 脑电图检查

· 检查前一天晚上或检查前 2 小时把头发洗干净，不要用任何发油和染色剂。

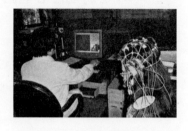

· 检查前 24 小时不可服兴奋剂、镇静剂及其他神经系统的特殊药。不宜停药的患者应该在检查时向医生说明。检查前不喝浓茶、咖啡和酒。

· 应在饭后 3 小时内检查，如病情严重不能进食，可服葡萄糖开水或 30 g 白糖，也可静脉注射 50% 的葡萄糖 40 ml，因低血糖可影响脑电图的检查结果。

· 在安放电极时，医生会用酒精擦拭头部，除去油腻，减低电阻，稍有凉意，不要顾虑。检查时应闭目不动，全身放松，配合医师，完成规定的动作。

■ 胃镜检查

· 检查前一天吃容易消化的食物，不吃纤维多及带有色素的食物，晚上 8 时后禁食。

· 若下午进行检查，检查日晨 7 点前用餐完毕后禁食，早餐避免油腻不消化饮食。

内视镜

食管

· 检查时应注意：

1. 麻醉可采取局部麻醉，只限于咽喉及食管上端；也可采取全身麻醉。在用麻醉药物前，向医生讲明药物过敏史。

2. 患者与医生要合作，检查前患者先解尿排空膀胱，进入检查室后，松开领口及裤带，取下假牙及眼镜，取左侧卧位，或根据需要改用其他体位，口含咬口。入镜后，不能用牙齿咬镜，以防咬破镜身的塑管。身体及头部不能转动，以防损坏镜子并伤害内脏。如有不适情况，忍耐一段时间，实在不能忍受，可用手势向医生或护士示意，以便采取必要措施。

3. 检查完毕患者坐起，并吐出唾液，由于检查时注入一些空气，虽然在退镜时已吸出，但有的人仍有腹胀感，嗳气较多。在 1～4 天内，患者可能感到咽部不适或疼痛，但无碍于饮食，大多数人可照常工作，病情较重者可予休息，驾驶员当日不能单独驾驶。做胃镜检查最好有家属陪同，检查结束后护送回家。

· 做胃镜时，如需胃内活检，请注意检查后应禁食 2 个小时，再试吃温凉流质食物逐步过渡到正常饮食。以利取活检部位的伤口愈合。

· 检查后如咽喉不适，应避免剧烈的咳嗽，以防止损伤咽喉黏膜。

■ 肠镜

· 检查前二日无渣饮食（如粥、面包、面条等）。

· 检查前一日流质饮食（如牛奶、豆浆、汤等）。

· 肠道准备，检查前晚 20：00 时起，根据医生要求服用泻药，如将硫酸镁 25 g 一包溶解于 200 ml 开水中一次服下，半小时后饮大量温水 1 000 ml 以上。1 小时以后再冲服一包硫酸镁 25 g，并饮大量温水 1 000 ml 以上。

· 服泻药后注意安全，若有不适，请及时与护士联系。

· 有饥饿感者，在检查前可进食少量干点，若进行全麻下肠镜检查，检查前 2 小时禁水，8 小时禁食，检查后 1～2 小时可进温凉软食。

· 检查者需有家属陪同。

· 做肠道息肉摘除或活检的患者，术后应在休息室休息 1～2 小时，防止出血；术后 3 天内应休息，不能做剧烈活动。

■ 24 小时动态血压

· 一般监测时间白天为每 30 分钟测量 1 次，晚间每 1 小时测量 1 次。

· 要注意袖带松紧，若发现过松或过紧，在测量间隙时调整松紧度以及袖带位置。

· 每次充气测压时，身体除测压手臂外的部分可照常活动，但测压侧手臂必须保持伸展、放松、不活动状态。

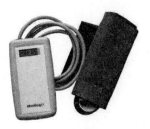

· 晚上睡眠时可将挂在身上的血压计放在床上。

· 监测时要做 24 小时生活活动记录，以便做参考。

■ 核医学影像检查（ECT）

临床上常做甲状腺吸碘率测定；甲状腺显像：用于甲状腺功能亢进等甲状腺疾病的诊断；心肌显像：用于冠心病、心肌梗死、心肌病的诊断；肝显像：用于肝癌、肝囊肿、肝血管瘤诊断；其他如肾图、肾动态显像、骨显像等。

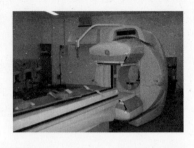

· 检查前的准备：大多数的核医学检查不需要特殊的准备，如果有需要的话，医生会提前告诉患者的。

· 注射显像剂：注射显像剂之前医生会让您口服一种胶囊，这是为了保护您正常的器官，注射之后根据不同的检查，患者等候的时间也不相同，有的只需数分钟，有的要2～3小时，有的要1～2天后，为的是让注射的显像剂能充分到达所需检查的部位。

· 检查摄片：在拍片前医生会通知患者排尿、进食或其他一些准备，这也是为了让检查更准确。拍片时患者躺在床上，可以正常呼吸，根据医生的要求采取一定的姿势，探测器会尽量靠近患者的身体，拍摄一张或多张照片，这时仅仅拍照而已，并不增加额外的放射性。

· 分析结果：核医学科的医生会综合分析患者的病情、所拍摄的照片以及其他各种检查结果：生化、血液、超声、CT等，对临床诊断和治疗提供可靠准确的分析结果。

附录七
老年人辅助工具

根据老人的日常生活 ADL 量表评分选择系列的辅助工具。

1. 适用于生活基本可以自理的老年人，借助于如下辅具可以增加安全性，提高生活舒适度。

· 使用的助行设备，如可折叠手杖、三角手杖。

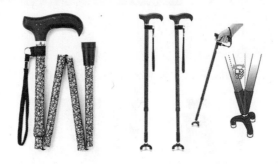

· 步行辅助车。

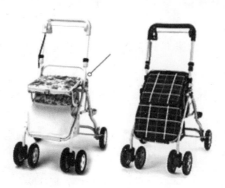

155

· 使用的感觉装置，如手机放大镜、上翻镜架。

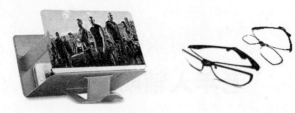

2. 适用于生活部分可以自理的老年人，借助于如下辅具可以提供生活帮助，提高生活质量。

· 使用的助浴清洁设施，如可折叠沐浴椅、人性化升降洗脸台、高度可调节浴缸。

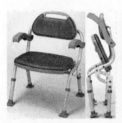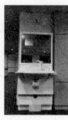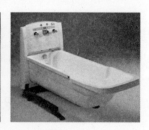

3. 适用于生活不能自理的老年人，在他人协助下借助于如下辅具可以基本完成日常生活需要。

· 使用的辅助移动设施，如电动沐浴椅、移动升降沐浴系统。

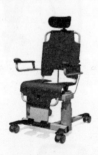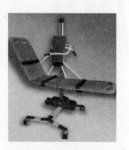

4. 适用于长期卧床的老年人，借助于如下辅具可以防止并发症，早期进行干预。

· 使用的助浴清洁设施，如智能压力监测床垫、高级交替减压双层气垫床垫。

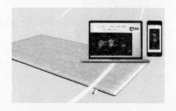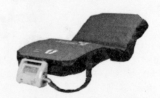